LES

PULSATIONS HÉPATIQUES

DANS

L'INSUFFISANCE TRICUSPIDE

PAR

Le Dr Aristote LIMPEROPOULO
De la Faculté de médecine de Paris.

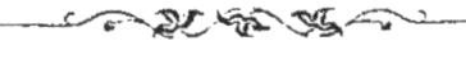

PARIS
TYPOGRAPHIE A. DAVY
52, rue Madame, 52

1891

LES

PULSATIONS HÉPATIQUES

DANS

L'INSUFFISANCE TRICUSPIDE

LES

PULSATIONS HÉPATIQUES

DANS

L'INSUFFISANCE TRICUSPIDE

PAR

Le Dr Aristote LIMPEROPOULO
De la Faculté de médecine de Paris.

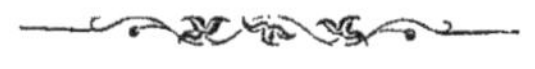

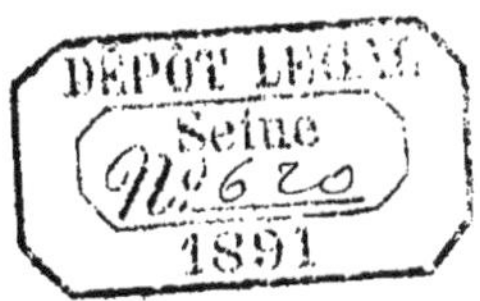

PARIS
TYPOGRAPHIE A. DAVY
52, rue Madame, 52

1891

LES
PULSATIONS HÉPATIQUES
DANS
L'INSUFFISANCE TRICUSPIDE

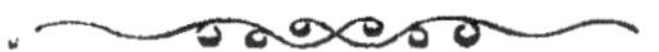

INTRODUCTION

Ce n'est pas pour suivre la tradition que nous inscrivons à la première page de notre thèse le nom de notre savant maître M. le professeur Potain; nous croyons ainsi lui rendre un faible temoignage de notre reconnaissance.

C'est à M. le professeur Potain, en effet, que revient l'honneur de ce travail; nous lui sommes redevable de tous les tracés et de toutes les observations qu'il contient; c'est lui qui, en outre, avec une bienveillance sans égale, nous a aidé de ses conseils.

Qu'il nous soit donc permis de lui exprimer ici tout le dévouement et toute l'affection qu'il a su nous inspirer pendant les trois années que nous avons eu l'honneur d'être son élève à l'hôpital de la Charité.

Nous n'avons pas la prétention de traiter un sujet

tout à fait nouveau, car il a été mis en lumière par Mahot en 1869, dans sa thèse inaugurale. Nous nous proposons, par de nouvelles observations, de constater et confirmer un symptôme de l'insuffisance tricuspidienne, qui depuis ce temps ne fut étudié par aucun travail spécial, et les faits relatés par Mahot sont restés isolés.

En outre, à côté du pouls veineux hépatique vrai, nous allons étudier le faux pouls hépatique avec observations à l'appui.

Notre plan sera donc d'exposer succinctement les idées des anciens auteurs sur les pulsations hépatiques, et les travaux modernes qui ont trait à l'insuffisance tricuspide et ses symptômes; puis, après avoir étudié les causes et le mécanisme des battements hépatiques, ainsi que le motif de leur intensité, nous allons analyser leurs caractères, leurs rapports avec la sclérose du foie et l'augmentation de son volume.

Enfin, dans un aperçu général de nos observations, après avoir formulé le pronostic des pulsations hépatiques, et ce qu'on doit penser toutes les fois qu'on les retrouve indiquant l'insuffisance tricuspidienne fonctionnelle, nous tirerons les conclusions que comporte la question, et nous nous estimerons heureux, si nous avons pu rendre notre travail digne des hautes leçons de notre excellent maître.

En terminant nos études il nous semble doux de remplir un devoir, c'est d'adresser ici tous nos remerciements à nos maîtres des hôpitaux, M. le professeur Hardy, membre de l'Académie de médecine, M. Rigal, professeur agrégé à la Faculté, M. d'Heilly et M. Dreyfus-Brisac, pour l'enseignement que nous avons reçu d'eux.

Que M. Budin, professeur agrégé à la Faculté, membre de l'Académie de médecine, reçoive ici le témoignage de notre vive gratitude; si nous avons quelques connaissances en obstétrique, c'est à lui que nous les devons, à lui aussi notre première application du forceps.

Nous remercions de même MM. les Drs A. Siredey, Sapelier et Foubert, chefs de clinique de la Faculté, pour le concours qu'ils nous ont prêté dans notre éducation médicale.

Particulièrement M. Gaucher, médecin des hôpitaux, qui a bien voulu mettre à notre disposition des pièces anatomiques pour nos communications à la Société d'anatomie.

Nous ne saurions oublier MM. les Drs Tuffier et Brun, chirurgiens des hôpitaux et agrégés de la Faculté, pour le savant enseignement que nous avons reçu d'eux.

Enfin, nous croirions manquer à tous nos devoirs, si nous oubliions de remercier également ici notre compatriote M. le Dr Clado, le distingué bactériologiste et chef de clinique de la Faculté pour ses obligeances à notre égard.

Et nous finissons cette page en exprimant toute notre gratitude à la Faculté, qui nous a fait participer à son enseignement savant, et en faisant des vœux chaleureux pour sa gloire grandissante et sa prospérité. Que son enseignement puisse toujours refléter ses rayons, comme un puissant miroir d'Archimède, vers nos pays lointains, non pour brûler nos vaisseaux, mais pour éclairer notre esprit et échauffer nos cœurs au nom de cette grande et belle France, cette nation si généreuse et si hospitalière à tous.

CHAPITRE I

HISTORIQUE

Le pouls veineux hépatique, en 1778, par Sénac, pour la première fois signalé dans son *Traité de la structure et des maladies du cœur*, et par Kreysig (*Traité des maladies du cœur*, 1816), spécialement étudié dans les cas de dilatation des cavités droites et de l'orifice auriculo-ventriculaire de même côté, depuis cette époque a été décrit par Clarus (*Examen physique du cœur*, p. 90, Leipzig, 1845), par Knabe, 1864, par Frerichs en 1865, et de la part de Leidel (*Deutsch Klin.*, n° 1, 2, 4, 1863), et de Geigel (*Wartz medicinische Jahr.*, IV, 1864), fut le sujet de recherches plus spéciales.

Mais l'interprétation de ce phénomène par tous ces auteurs ne fut pas heureuse ; car ils ont cru pouvoir l'attribuer à un soulèvement du foie, dû à l'exagération des battements de l'aorte et de la veine cave inférieure.

En 1865 Friedreich (*Arch. f. Klin. Med.* v. 1, Leipzig), par de nouvelles recherches, est venu démontrer que les pulsations hépatiques résultent du mouvement d'expansion du foie lui-même, et Mahot (Thèse, Paris 1869) a complètement résolu ce problème, qui est aujourd'hui un fait acquis dans la séméiologie cardiaque. Depuis lors, parmi ceux qui ont écrit sur l'affection du cœur ou un livre de pathologie interne, nous citerons les noms de Peter, G. Sée, Durozier, Jaccoud, Dieulafoy, Eichorst, etc., tous ont parlé des pulsations hépatiques dans l'insuffisance tricuspide et ils ont plus ou moins insisté sur le mécanisme de leur production, et tous sont d'accord à dire qu'elles constituent un signe de premier ordre de cette affection. MM. Potain et Rendu, dans l'article cœur (*Dictionnaire encyclopédique des sciences médicales*), magistralement tracé, étudient longuement les pulsations hépatiques.

M. Constantin Paul. dans son livre des maladies du cœur, apporte deux observations de l'insuffisance tricuspide qui ont trait aux pulsations hépatiques; les conclusions de cet auteur sont d'accord avec les idées classiques.

Baumel (thèse d'agrégation : *Lésions non congénitales du cœur droit*, Paris 1883) insiste également sur la pulsation hépatique comme étant un signe important dans l'insuffisance tricuspide.

Brochier (De l'insuffisance tricuspide relative, thèse de Paris, 1878), dans quelques-unes des observations qu'il rapporte, donne comme symptôme caractéristique les pulsations hépatiques, et il continue dans le chapitre de la symptomatologie de les considérer comme un symptôme incontestable.

Walther, G. Schmit (*The Dublin of med., sc.*, p. 54, janvier 1884, D'une observation des battements de foie, cas classique de l'insuffisance tricuspide), reconnaît les pulsations hépatiques comme un symptôme constant de l'insuffisance tricuspide et développe dans le mécanisme de sa production les idées classiques.

Le Dr Frederick Taylor (*Guy's Hospital Reports*, 1875, vol. XX, 3e série, p. 377) rapporte quatre observations de l'insuffisance tricuspide avec pulsations hépatiques et confirme dans un long exposé tout ce qu'a dit Friedreich en la matière, et dont il reproduit les tracés sphymographiques des pulsations hépatiques.

Enfin, Franc Riegel pense (*Zur Diagnose der Tricuspida linzufficienz*, *Berl. Klin*, *Worchercher*, n°38, 1886), que les souffles sont de peu de valeur dans le diagnostic des lésions valvulaires du cœur droit, et considère comme meilleur signe de l'insuffisance tricuspide une sorte de pouls veineux, qu'il appelle à la fois présystolique et systolique ou systolique positif. Il distingue un pouls veineux négatif et un pouls veineux systolique positif.

Le premier est isochrone avec les contractions de l'oreillette et il se rencontre chez les individus sains et s'exagère dans les diverses maladies du cœur et du poumon.

Le deuxième qui coïncide avec la systole ne se rencontre qu'avec l'insuffisance tricuspide. Pour connaître ce pouls jugulaire positif on le compare au pouls carotidien du côté opposé, en l'explorant par la palpation, tandis qu'on observe par la vue, le pouls veineux négatif. Avec le pouls veineux positif de la jugulaire coexiste toujours un pouls veineux hépatique qui est plus constant que lui, parce qu'il est antérieur.

Pour distinguer le pouls veineux hépatique des simples pulsations transmises au foie par l'aorte, il n'y a qu'à se rappeler que les pulsations communiquées ont les mêmes caractères que le pouls artériel, tandis que le pouls veineux a une période d'élévation beaucoup plus lente et s'accomplit toujours en deux temps.

Le pouls veineux positif a encore le caractère d'augmenter avec l'amélioration de l'énergie cardiaque et aussi au moment de la plus grande énergie de la digitale, tandis que le pouls négatif devient plus faible, lorsque l'action du cœur s'améliore.

Il y a cependant une exception à cette règle dans le cas de l'insuffisance par distension du muscle cardiaque ; l'amélioration de l'énergie du cœur, sous l'influence de la digitale par exemple, le pouls veineux hépatique et jugulaire devient plus faible, tandis que dans le cas d'insuffisance absolue, résultat de l'endocardite, il s'exagère au lieu de disparaître. Cette circonstance peut servir à distinguer l'insuffisance relative de l'insuffisance absolue.

Je n'ai pas besoin de dire que ces données sont depuis longtemps connues en France et qu'il n'y a de changé que le nom ; en effet, le faux pouls veineux des Français a reçu un nouveau baptême dans le Rhin et il s'appelle le pouls négatif des Allemands, selon la dénomination d'Eichorst.

CHAPITRE II

ETIOLOGIE

Qui dit pulsation hépatique, dit aussi insuffisance tricuspide. C'est vrai dans la majorité des cas ; les pulsations hépatiques, en effet, ont pour cause l'insuffisance tricuspide et l'ondée rétrograde qui en résulte sous l'influence de la contraction du ventricule droit. Mais elle n'est pas toujours le seul agent des battements du foie ; l'hypertrophie de l'oreillette droite sous l'influence de sa contraction puissante peut également sans lésion valvulaire donner lieu à ce phénomène pour son propre compte ou concourir à la production du battement pendant l'insuffisance tricuspide.

Cette lésion valvulaire peut être ramenée à deux variétés pathologiques différentes : l'une est de cause organique, ce qui est exceptionnellement rare, et donne lieu par un processus inflammatoire à une déformation de l'orifice auriculo-ventriculaire, par adhérences, calcifications et végétations de ses valvules ; l'autre variété, la plus commune, résulte de la dilatation du ventricule droit ou de l'oreillette correspondante.

A la suite, en effet, d'une affection mitrale ou d'une maladie chronique des poumons, souvent aussi à la suite d'une insuffisance aortique et des affections gastro-hépatiques, le ventricule droit essaye d'abord de lutter contre l'obstacle qu'apporte au cours du sang une de ces maladies ; il est obligé de doubler d'énergie dans ses contractions, sa force contractile à la longue est vaincue, et il se laisse distendre progressivement.

Quelle que soit, d'ailleurs, l'étiologie de la dilatation ventriculaire, selon Gendrin la zone fibreuse, qui porte la valvule, participant à cette distention, l'insuffisance tricuspide en est la conséquence, ses valvules ne pouvant plus se rapprocher et fermer l'orifice élargi, puisque leurs dimensions sont restées les mêmes.

Selon MM. Potain et Rendu :

« L'agent principal de l'inocclusion réside dans la disposition des tendons valvulaires. Sous l'influence de la pression du sang, en effet, le ventricule droit tend à prendre une forme globuleuse, d'où résulte l'obliquité des muscles papillaires par rapport à leur direction primitive, et l'écartement des points d'insertion des cordages tendineux. Comme ceux-ci sont inextensibles, il s'ensuit que les bords libres de la valvule tricuspide ne peuvent plus se relever horizontalement et que la régurgitation du sang vers l'oreillette devient possible.

« On s'assure d'ailleurs de la réalité de ce mécanisme en répétant l'expérience classique qui consiste à verser de l'eau dans le ventricule droit. Lorsqu'on comprime le ventricule en ayant soin de relever sa pointe, ce qui équivaut à rapprocher les tendons de leur insertion valvulaire, on voit disparaître l'insuffisance constatée quelques minutes auparavant. »

Une fois l'insuffisance constatée, le premier résultat amené par cette affection est le reflux du sang du ventricule droit, à chaque systole, dans l'oreillette correspondante, et les phénomènes de régurgitation sanguine dans le système de la veine cave inférieure, qui, cliniquement, se traduit par les battements du foie.

On nous objectera, sans doute

La pulsation hépatique, tout en étant le symptôme propre de l'insuffisance tricuspide, ne peut-elle être constatée en dehors d'elle avec un rétrécissement de cette valvule tricuspide ? En cela nous répondrons que ce n'est que théoriquement qu'on peut se rendre compte de ce phénomène dans une affection inconnue pour ainsi dire chez l'adulte. S'il peut exister au cours même de cette affection, puisque M. Durozier a signalé dans quelques cas rares le pouls veineux jugulaire, il ne saurait être regardé comme un signe pathognomonique du rétrécissement auriculo-ventriculaire droit, car le pouls hépatique dans ce cas ne serait que le résultat de l'hypertrophie de l'oreillette droite. En effet, lorsque l'oreillette est hypertrophiée et dilatée, pendant sa systole énergique, un arrêt brusque de la colonne sanguine se produit, une véritable régurgitation vers la veine cave inférieure.

En un mot il indique l'hypertrophie de l'oreillette et traduit l'énergie de ses contractions. Mais ce phénomène s'observe souvent dans le cours du rétrécissement mitral et de l'insuffisance de ses valvules, dans les affections cardiaques d'origine rénale sans lésion d'orifice, qui amènent une dilatation de la cavité auriculaire droite.

Aussi nous laissons de côté pour le moment le mode de production de ce pouls veineux auriculaire et ce qu le caractérise, car nous comptons nous arrêter longue ment sur ce sujet au chapitre Mécanisme, où il sera question du faux pouls hépatique. Ceci posé, disons de suite que les battements hépatiques d'origine artérielle, Rosenbach dit les avoir observés au cours d'une insuffisance aortique, synchrones à la systole du ventricule gauche, et par le fait que les artères du foie étaient anormalement dilatées.

Lebert a également signalé des battements du foie d'origine artérielle dans la maladie de Basedow.

En somme, ce qu'il importe de savoir dès à présent, c'est que le pouls veineux hépatique est un signe constant de l'insuffisance tricuspide, et qu'il précède, d'après Friedreich et Mahot, les pulsations jugulaires.

Néanmoins le foie doit être congestionné, pas sclérosé et accessible à la palpation; les observations que l'on va lire en font foi.

Observation I (résumée).

Rétrécissement mitral. — Insuffisance légère des valvules aortiques. — Dilatation du cœur. — Insuffisance tricuspide. — Pulsations hépatiques très marquées. — Pouls veineux jugulaire peu sensible Souffle tricuspidien.

L..., âgé de 41 ans, entré à l'hôpital Necker, en janvier 1878, avec les signes d'une augmentation considérable du volume du cœur (13 sur 14), d'un rétrécissement mitral, caractérisé par un ronflement présystolique avec roulement diastolique, renforcement systolique et dédoublement du deuxième bruit. Et en outre un souffle diastolique, pouvant être rapporté à une légére insuffisance aortique. Il présentait, en outre, un souffle systolique de l'épigastre et un pouls veineux jugulaire, peu sensible, mais caractéristique de l'insuffisance tricuspide. Enfin l'augmentation du volume du foie, avec pulsations hépatiques, perçues jusqu'aux extrémités de l'hypochondre droit.

Il survient ensuite des phénomènes de congestion et d'apoplexie pulmonaire et le malade succombe 14 jours après son entrée.

Autopsie. — On constate le rétrécissement mitral, une légère insuffisance des valvules aortiques, avec une dilatation assez considérable du cœur et un foie muscade volumineux, pesant 1,771. Les cavités droites du cœur ne présentaient aucune dilatation, soit des cavités, soit des orifices, susceptible de rendre compte de l'insuffisance tricuspidienne, constatée pendant la vie.

Conclusion. — **Insuffisance tricuspidienne très médiocre et purement fonctionnelle ; prédominance des pulsations hépatiques, dues à l'augmentation spéciale du volumedu foie.**

Observation II (résumée).

Toux depuis deux ans. — Troubles dyspeptiques. — Battements du cœur. — Éblouissements et œdème des membres inférieurs. — Dilatation notable des cavités droites du cœur. — Hypérémie à la base des deux côtés de la poitrine, — Insuffisance tricuspide. — Pulsations hépatiques et pouls veineux jugulaire. — Souffle tricuspidien.

P... (Françoise), âgée de 56 ans, entre le 3 septembre 1881, à l'hôpital Necker, souffrait depuis deux ans d'une toux habituelle, de battements du cœur et d'éblouissements, d'œdème des membres inférieurs, et enfin de troubles dyspeptiques. A son entrée on lui trouve les signes d'une dilatation droite très notable avec hyperémie à la base des deux côtés de la poitrine, sans augmentation appréciable du volume du foie.

Cinq jours après son entrée seulement, on constate un souffle systolique étendu le long du bord droit avec des battements hépatiques très faibles et avec un pouls jugulaire vrai, distinct.

Les jours suivants, le souffle épigastrique devient de plus en plus distinct et la dyspnée augmente, l'alimentation devient impossible, les urines se suppriment le 18 novembre.

Autopsie. — On trouve sur la face interne de l'aorte des plaques athéromateuses assez épaisses ; la mitrale intacte, le cœur très dilaté, et la valvule tricuspidienne insuffisante. Le foie est normal, néanmoins, il existe un épanchement ascitique assez notable, un litre et demi.

Conclusion. — **Battements hépatiques marquant l'ap-**

parition de l'insuffisance tricuspide avec une tuméfaction du foie purement congestive.

Observation III (résumée).

Insuffisance et rétrécissement mitraux. — Hypertrophie du cœur. — Insuffisance tricuspide. — Battements hépatiques.

B... (Jean), âgé de 27 ans, entre, le 7 juillet 1881, à l'hôpital Necker, avec un rétrécissement mitral, une insuffisance des valvules de cet orifice, et une hypertrophie du cœur (14 sur 15), avec insuffisance tricuspidienne, battements hépatiques très marqués. Le foie déborde le bord costal de trois travers de doigt.

Conclusion. — Insuffisance tricuspide avec pulsations hépatiques caractéristiques, avec hypertrophie hépatique.

Observation IV (résumée).

Insuffisance et rétrécissement mitraux. — Dilatation cardiaque. — Insuffisance tricuspide. — Pulsations hépatiques et pouls veineux jugulaire. — Souffle tricuspidien.

L... (Alphonse), âgé de 64 ans, entre à l'hôpital de la Charité le 25 avril 1888, pour un rétrécissement mitral avec insuffisance valvulaire, présentant, avec les signes d'une dilatation notable, un souffle doux, superficiel, ayant son maximum au-dessus de l'appendice xiphoïde, et un pouls veineux jugulaire caractérisque de l'insuffisance tricuspidienne; le foie volumineux et animé de battements manifestes.

Conclusion. — Insuffisance tricuspide consécutive à une lésion mitrale et pulsations hépatiques caractéristiques.

Observation V (résumée).

Rétrécissement mitral pur. — Insuffisance tricuspide. — Pulsations hépatiques et pouls veineux jugulaire.

R..., âgé de 36 ans, entré à l'hôpital Necker, le 29 novembre 1877, avec les signes de rétrécissement mitral pur, il rentre au mois de juillet, avec une affection compliquée d'insuffisance tricuspide. Le foie est volumineux, il est animé ainsi que les veines jugulaires de pulsations coïncidant avec la systole du ventricule.

Conclusion. — Insuffisance tricuspide intermittente avec pulsations hépatiques, augmentation du volume du foie.

CHAPITRE III

MÉCANISME DES PULSATIONS HÉPATIQUES, LEURS RAPPORTS AVEC LE FOIE ET LEURS CARACTÈRES.

Quand il y a insuffisance tricuspide, deux choses se produisent; pendant que le ventricule droit à chaque systole fait pénétrer dans l'artère pulmonaire une moindre quantité de sang qu'à l'état normal, une autre partie reflue dans l'oreillette correspondante qui ne tarde pas à subir une dilatation.

Il en résulte une stase sanguine dans le système veineux et une élévation de pression, sous l'influence de laquelle le ventricule à son tour ne tarde pas à s'hypertrophier à la longue, une onde récurrente en est la conséquence, à la suite de sa contraction puissante qui reflue dans la veine cave supérieure et inférieure et on voit apparaître tout d'abord les battements hépatiques, puis le pouls veineux jugulaire.

La circulation veineuse du foie est en effet disposée physiologiquement de telle façon, que le contre-coup de ce reflux se fait premièrement sentir dans cet organe par des pulsations hépatiques.

L'anatomie nous enseigne, en effet, que la veine cave inférieure est dépourvue de valvules, ainsi que les veines sus-hépatiques, qui viennent s'emboucher dans celle-ci, au niveau et un peu au-dessus du bord postérieur du foie; de plus les veines interlobulaires, d'où elles émanent, sont également dépourvues de valvules et restent béantes, de ce fait, que leur tunique externe présente une adhérence intime avec le lobule hépatique au centre duquel elles se trouvent placées.

Aussi cette vascularisation particulière du foie nous rend compte de la congestion et de l'augmentation de son volume sous le choc direct de la colonne sanguine récurrente qui d'autant plus aisément y pénètre que la distance du foie à l'oreillette droite n'est mesurée que par l'épaisseur du diaphragme.

Tandis que du côté de la cave supérieure les choses sont autrement disposées. Les veines jugulaires internes et les sous-clavières sont munies de valvules très résistantes, qui résistent à l'ondée sanguine en lui faisant un obstacle pendant un certain temps. Tant que cet obstacle reste infranchissable, les phénomènes de régurgitation sanguine font défaut aux veines jugulaires, alors que les battements hépatiques se font déjà sentir.

D'après Friedreich les pulsations hépatiques précèdent toujours celles des jugulaires et elles seraient toujours la première manifestation de l'insuffisance tricuspide. A l'appui de son dire il apporte des observations dans son mémoire, dans lesquelles on se rendra très exactement compte de ce fait. En effet les battements hépatiques ont précédé d'un intervalle très long la régurgitation dans les veines du cou, et même celles du bulbe n'étaient pas encore visibles au-dessus de l'extrémité sternale de la clavicule.

Mahot admet également avec Friedreich que le premier signe révélateur de l'insuffisance tricuspide est le pouls hépatique, qui lui seul permet de faire le diagnostic de cette affection, quand tous les autres signes font encore défaut, et à cet égard relate une observation très démonstrative de M. Potain dans sa clientèle, où les battements hépatiques et un souffle tricuspidien seuls existaient sans battements jugulaires.

Les observations qui suivent sont affirmatives à cette donnée.

OBSERVATION VI (résumée).

Insuffisance mitrale. — Œdème des membres inférieurs. — Hypertrophie cardiaque, dilatation prédominante sur le cœur droit, insuffisance tricuspide. — Pulsations hépatiques. — Absence de pouls veineux jugulaire.

C..., âgé de 58 ans, entre le 14 novembre 1878, à l'hôpital Necker, avec les signes d'une insuffisance mitrale (souffle systolique de la pointe, prolongé, à timbre aigu, œdème des membres inférieurs; une augmentation considérable du volume du cœur, dilatation prédominante du cœur droit; il ne présente aucune trace de pouls veineux jugulaire.

Le foie est volumineux, mesurant 20 c. sur la ligne mammaire et 15 c. sur la ligne médiane, il est animé de pulsations manifestes.

Conclusion. — Insuffisance tricuspidienne manifestée avec pulsations hépatiques, sans pulsations jugulaires

OBSERVATION VII (résumée).

Symphyse cardiaque généralisée. — Hypertrophie du cœur. Insuffisance tricuspidienne. — Pulsations hépatiques et claquement de la valvule jugulaire qui, plus tard, fut remplacé par le pouls veineux vrai. — Souffle tricuspidien.

B..., âgé de 51 ans, entre le 1er février 1890, à l'hôpital de la Charité, ayant eu à 16 ans la scarlatine, et à 18 ans le rhumatisme aigu généralisé; il fut réformé à l'âge de 22 ans pour une affection du cœur. Depuis 3 ans surtout, sa respiration est devenue beaucoup plus difficile et il éprouve des palpitations et des douleurs au creux épigastrique, il survient de l'œdème des membres inférieurs, enfin il entre à l'hôpital.

Le jour de son entrée on constate une augmentation considérable du volume du cœur, 212|c., l'étendue de la matité, un souffle systolique, occupant la région des cavités droites, pas de pulsations au niveau de la veine jugulaire, dont la valvule est située très bas, et à ce niveau on entend au stétoscope un claquement distinct de cette valvule, qui succède immédiatement à la systole ventriculaire.

Le foie est hypertrophié, et on constate à son niveau des battements très évidents, isochrones à ceux du pouls. Le pouls est de 132; la pression artérielle assez variable oscille autour de 14e et il est un peu irrégulier; enfin, en faisant déplacer le malade, on s'assure que le changement du décubitus n'emporte aucune modification au point précis où vient battre la pointe du cœur. Les urines ne sont pas albumineuses.

De l'ensemble de ces signes on conclut qu'il existe une insuffisance tricuspide isolée, conséquence de la dilatation cardiaque, et d'autre part l'hypertrophie très considérable du cœur, qui ne trouve sa raison d'être ni dans une lésion d'orifice, ni dans une hyperintension artérielle ou dans un obstacle de la circulation pulmonaire, peut être attribué à une symphyse cardiaque généralisée, comme porte d'ailleurs à le croire l'absence de tout déplacement de la pointe dans le changement du décubitus.

Le 2 mars seulement le pouls veineux jugulaire commença à se faire percevoir, accompagné d'un léger frémissement sensible au doigt. En ce moment le volume du foie est encore augmenté et ses battements sont encore plus manifestes.

Le 12 mars, l'état du malade s'étant fort amélioré sous l'influence de digitaline, l'oppression et l'œdème des membres inférieurs ont entièrement disparu. Le souffle systolique est devenu intermittent et ne s'entend plus que dans quelques pulsations correspondant à l'inspiration. Les battements hépatiques et jugulaires ne sont plus constatés et le malade demande à sortir de l'hôpital.

Conclusion. — Insuffisance tricuspidienne transitoire et consécutive à la dilatation du cœur, résultant d'une symphyse cardiaque généralisée. Battements du foie, manifestant l'insuffisance tricuspide avant que les pulsations jugulaires puissent être perçues.

Observation VIII (résumée).

Insuffisance mitrale. — Asystolie. — Insuffisance tricuspide. — Pulsations hépatiques, celles des jugulaires infiniment moindres. — Souffle tricuspidien.

M..., âgé de 50 ans, entre à l'hôpital Necker, le 7 août 1884 à l'état d'asystolie avec les signes d'une insuffisance mitrale dont les origines peuvent être attribuées à l'influence du rhumatisme, il en a eu 4 attaques, la dernière en 1883. Le foie est volumineux, douloureux à la pression, et animé de battements assez énergiques. Les pulsations jugulaires, quoique évidentes, sont infiniment moindres. En outre, il existe un souffle systolique à tonalité aiguë et rude, qui se propage jusque dans l'aisselle. On constate également à l'épigastre un souffle systolique, mais beaucoup plus grave et doux.

Conclusion. — Insuffisance tricuspide consécutive à une lésion mitrale avec battement hépatique prédominant sur celui de la jugulaire.

Observation IX (résumée)

Affection mitrale. — Toux, dyspnée, œdème des membres inférieurs et ictère. — Insuffisance tricuspide. — Pulsations hépatiques. — Jugulaires faibles.

G... (Simon), âgé de 31 ans, entre à l'hôpital Necker, le 3 juillet 1882; étant sujet depuis son enfance à des palpitations, il fut exempté du service militaire. La maladie actuelle a débuté, en septembre dernier, par la toux, la gêne de la respiration; en novembre il est survenu de l'œdème des membres inférieurs, et en janvier de l'ictère. A son entrée on constate un souffle systolique ronflant dont le maximum est à la pointe et qui se propage à l'épigastre.

Le ronflement n'est pas constant et disparaît quelquefois pendant une série de 2 à 3 pulsations.

Au niveau des jugulaires battements faibles, synchrones avec le pouls. Le foie dépasse le bord costal de deux travers de doigt et il est animé de battements plus manifestes que ceux des jugulaires, également synchrones avec les pulsations artérielles.

Le malade sort le 17 juillet amélioré.

Conclusion. — Insuffisance tricuspide manifestée par les battements du foie mieux que par ceux des jugulaires.

Observation X (résumée).

Insuffisance mitrale. — Insuffisance tricuspide. — Pulsations hépatiques. — Pulsations jugulaires médiocres. — Souffle tricuspide.

A..., n° 16, âgé de 40 ans, entre à l'hôpital Necker, le 4 avril 1878, ayant habité 14 ans l'Algérie; il a eu un rhumatisme, il y a 6 ans, et l'année suivante une fluxion de poitrine. On lui trouve les signes d'une insuffisance mitrale et en même temps ceux de l'insuffisance tricuspidienne, caractérisée par un souffle étendu le long du bord droit du cœur avec un timbre plus doux et une intensité moindre que ceux de l'insuffisance mitrale.

Au niveau des veines jugulaires un soulèvement persistant aussi longtemps que la systole ventriculaire, mais assez faible pour ne pas dépasser les mouvements normaux des jugulaires.

Au niveau de l'hypochondre droit, pulsations hépatiques très évidentes.

Conclusion. — Insuffisance tricuspidienne caractérisée par des pulsations hépatiques plus accentuées que celles des jugulaires.

Je me range donc à l'avis de Friedreich et Mahot. Le foie, en effet, est l'organe où ce phénomène se manifeste tout d'abord et le plus souvent; cela tient évidemment à sa situation très rapprochée du cœur droit sur le trajet d'une veine sans valvule; il doit subir le premier l'influence du reflux du sang de l'oreillette droite, étant engorgé dans ce vaisseau, et dans les veines sus-hépatiques. Enfin, si l'on considère qu'il est le siège d'une double circulation, que son tissu est excessivement riche en vaisseaux capillaires, on comprend qu'il soit tout particulièrement prédisposé aux congestions.

Aussi voit-on, sous l'influence de la régurgitation sanguine, ce viscère augmenter de volume et déborder les fausses côtes de plusieurs travers de doigt. Cette tuméfaction peut n'être que momentanée, il peut survenir un véritable retrait sous l'influence de l'amélioration de l'affection valvulaire.

Nos observations qui font suite au chapitre Pronostic sont très concluantes et surtout l'observation 24.

On peut se rendre, du reste, facilement compte de ces variations du volume du foie, si, après avoir posé une ligature, sur la veine cave inférieure immédiatement au-dessus du foie et deux autres, l'une sur le tronc de la veine porte, et l'autre sur l'artère hépatique, l'on pousse une injection d'eau par le bout supérieur de la veine cave inférieure; on voit alors le foie se gonfler à la manière d'une éponge.

D'après Sappey, si l'on arrive par l'injection d'eau à remplir tout le système vasculaire de la glande hépatique, on peut constater que son poids normal de 1,540 grammes arrive à 2,000 environ.

Le foie ayant ainsi la propriété, grâce à son système vasculaire, de se congestionner sous l'influence d'une stase sanguine, on conçoit aisément que le reflux énergique de l'insuffisance tricuspidienne peut donner lieu aux pulsations de cet organe, en produisant la dilatation des veines sus-hépatiques, constatée à l'autopsie.

Mahot est venu, par l'expérimentation, compléter les

faits cliniques. Les expériences de cet auteur sont si concluantes, que nous n'avons pas cru nécessaire de les reprendre; nous nous contentons tout simplement de reproduire ici son procédé et les conclusions qu'il put en tirer :

« Rien de si facile que de démontrer sur le cadavre la possibilité des battements hépatiques. Voici l'expérience que nous avons faite dans ce but, et qui a été suivie d'un plein succès.

Sur un cadavre, après avoir ouvert avec précaution la poitrine et l'abdomen, de manière à mettre à nu le cœur et le foie, nous incisons le sommet du ventricule droit, et, par l'orifice pratiqué, nous introduisons un instrument qui nous sert à dilacérer la valvule tricuspide.

Ceci fait, nous fixons dans le ventricule l'extrémité d'une canule, nous lions fortement sur cette canule les parois du ventricule, afin d'empêcher tout reflux de liquide de la cavité du ventricule au dehors à travers l'incision que nous avons pratiquée avec le scalpel.

L'artère pulmonaire a été liée un peu au-dessus de l'infundibulum.

Sur la veine cave inférieure, la veine porte et l'artère hépatique, nous avons posé une ligature immédiatement au-dessous du foie. Tout étant ainsi disposé, nous adaptons à la canule, qui pénètre dans le ventricule droit, un tube de caoutchouc à parois très épaisses et telles que la pression atmosphérique ne puisse pas les aplatir. A l'autre extrémité de notre tube, nous fixons une ampoule de caoutchouc. Cette ampoule doit, elle aussi, avoir des parois très fermes et très élastiques, de manière à revenir sur elle-même en exerçant une aspiration considérable aussitôt que l'on cesse de la comprimer dans la main.

Tout le système est rempli d'eau aussi exactement que possible.

Il suffit maintenant de presser fortement l'ampoule que l'on tient à la main, pour produire une ondulation qui franchit l'orifice tricuspide insuffisant, gonfle l'oreillette droite et se communique à la colonne de sang que renferment les veines caves supérieure et inférieure. Si l'on abandonne l'ampoule à elle-même, elle attire, en reprenant sa forme première, sous l'influence de son élasticité, tout le liquide que la pression de la main avait fait passer dans le cœur et les grands troncs veineux.

On obtient ainsi une série de flux et de reflux dans le système des veines caves. La pression exercée par la main sur l'ampoule de caoutchouc représente la systole du ventricule droit.

Or, voici ce que nous avons observé :

Au moment où l'ondée liquide est projetée dans l'oreillette et dans les veines à travers la valvule tricuspide déchirée, il ne se produit pas le pouls veineux du cou. Les valvules des veines jugulaires et des sous-clavières sont généralement assez résistantes pour arrêter le flot liquide. La veine cave supérieure et les deux troncs veineux brachio-céphaliques sont seuls animés de battements.

Le foie présente une série de soulèvements et d'affaissements très nets; et l'on voit manifestement que ces soulèvements tiennent à un mouvement d'expansion de tout l'organe.

Le bord tranchant de la glande hépatique et son lobe

gauche augmentent très notablement de volume à chaque pulsation.

Cette expérience nous paraît démontrer que, dans l'insuffisance tricuspide, il suffit d'une ondée lancée avec un peu de force par le ventricule droit pour produire une pulsation très manifeste du foie.

Assurément, on pourra nous objecter que les conditions dans lesquelles nous nous sommes placés ne sont pas semblables à celles que l'on observe sur le sujet vivant ;

Qu'en posant des ligatures sur les gros vaisseaux qui sortent du foie, nous emprisonnons dans cette glande une ondée de liquide et qu'avec de tels procédés il n'est pas étonnant que nous obtenions une pulsation.

A cela nous répondrons que notre ondée de liquide a deux portes d'échappements, la veine cave supérieure et la veine cave inférieure.

Que si la résistance qu'éprouve cette ondée pour pénétrer dans le foie et y déterminer une pulsation était très considérable, on verrait céder les valvules des veines jugulaires et sous-clavières et le flot se précipiter dans tout le système veineux du cou, de la tête et même du bras.

Nous sommes donc en droit de tirer de notre expérience cette conclusion : une ondée rétrograde lancée par le ventricule droit a besoin d'un effort moindre pour pénétrer dans les veines sus-hépatiques et donner lieu à une pulsation du foie, que pour forcer la barrière opposée au reflux du sang par les valvules des veines jugulaires internes et sous-clavières, et produire le pouls veineux du cou. »

Mahot en conclut :

« La théorie nous conduit ainsi à admettre, dans l'insuffisance tricuspide, l'existence des battements hépatiques avant l'apparition du pouls veineux des jugulaires. »

Toutefois on ne peut être absolu au point de nier les faits cliniques, où l'on voit que le foie n'est pas toujours hypertrophié, qu'il ne déborde pas toujours les fausses côtes, que l'on peut sentir par la palpation.

D'un autre côté, si l'on se rappelle que cet organe, sous l'influence de la stase sanguine, peut subir une atrophie spéciale, scléreuse, de son parachyme, qu'on a souvent confondu, autrefois, avec la cirrhose, et cette altération de la glande hépatique se produit particulièrement dans l'insuffisance tricuspide, on comprendra que les pulsations hépatiques peuvent faire défaut, être très atténuées ou apparaître tardivement, tandis que le pouls jugulaire seul existe ou prédomine.

Les observations suivantes en offrent la démonstration évidente :

Observation XI (résumée).

Dilatation du cœur du côté des cavités droites. — Asystolie. — Ascite commençante. — Insuffisance tricuspide. — Pouls veineux jugulaire. — Souffle tricuspide. — Absence des pulsations hépatiques.

F..., âgé de 76 ans, entre à l'hôpital Necker, en mars 1870, pour une lésion cardiaque, caractérisée par une dilatation assez considérable des cavités droites avec asystolie.

On constate, à son entrée, un souffle systolique à la pointe et au bord droit, et un pouls veineux jugulaire, c'est-à-dire les signes de l'insuffisance tricuspidienne, et de plus une ascite commençante ; il ne présentait cependant aucune trace des pulsations hépatiques, le foie ne dépassant nullement le bord costal.

Conclusion. — Insuffisance tricuspide, absence des

pulsations hépatiques, par défaut de l'augmentation du volume du foie.

OBSERVATION XII (résumée).

Insuffisance mitrale légère. — Dyspnée, toux et œdème des membres inférieurs. — Alcoolisme. — Insuffisance tricuspide. — Jugulaires tuméfiées, animées de pulsations intenses. — Absence des battements hépatiques. — Souffle tricuspidien.

V... (Lucien), âgé de 64 ans, entré à l'hôpital Necker, le 2 octobre 1882, pour une maladie caractérisée depuis longtemps par de l'oppression, depuis deux ans par de la toux, depuis quatre mois par de l'œdème des membres inférieurs, sans autres antécédents notables que de l'alcoolisme habituel. A son entrée, le pouls à 72, petit et un peu irrégulier, avec une pression de 17 c. 1/2. Au cœur, souffle systolique aigu, sibilant, ayant son maximum à la pointe ; autre souffle se propageant vers l'extrémité inférieure du sternum, à caractère grave et ronflant et se manifestant seulement à la fin de l'expiration.

Jugulaires tuméfiées, animées de battements intenses, même au niveau des jugulaires antérieures. Le 4 septembre, le malade succombe au progrès de sa maladie.

Autopsie. — Néphrite interstitielle, cirrhose hépatique vulgaire avec atrophie, insuffisance mitrale légère, dilatation des cavités droites et large insuffisance tricuspide avec dilatation de l'orifice.

Conclusion. — Malgré une large insuffisance tricuspidienne, manifestée par le pouls jugulaire, absence des pulsations hépatiques à la suite de la sclérose atrophique du foie.

OBSERVATION XIII (résumée).

Insuffisance tricuspide. — Veines jugulaires tuméfiées sans battements appréciables. — Absence des pulsations hépatiques. — Souffle tricuspide. — Dyspnée. — Œdème des membres inférieurs. — Bruits de galop. — Urines albumineuses.

M... (Anne), âgée de 65 ans, entre à l'hôpital Necker le

3 février 1881, pour une affection, caractérisée par la dyspnée habituelle et l'œdème des membres inférieurs, elle a eu une atteinte de rhumatisme à l'âge de 27 ans; elle a mis au monde 15 enfants. Elle présente, à son entrée, un souffle systolique, longeant le bord droit du cœur avec tuméfaction des veines du cou sans battements appréciables; le foie demeurait dans ses limites normales, et il était inaccessible à la palpation. A la suite de l'administration de la digitale et l'influence du repos, le souffle tricuspidien avait disparu complètement le 6 février, remplacé par un bruit de galop manifeste. La gêne de la circulation persistant, les urines deviennent albumineuses dans le courant du mois suivant, et la malade tombe dans un état comateux et succombe le 16 mars, sans avoir présenté de nouveau aucun indice évident de l'insuffisance tricuspidienne.

Autopsie. — La valvule mitrale présente quelque trace d'endocardite au-dessus du bord libre, mais elle est parfaitemensuffisante. Le cœur droit très dilaté; la tricuspide dans ses valves est épaissie, elle est légèrement insuffisante. Foie peu volumineux, d'apparence muscade, pesant 1,000 grammes, rate très ferme, petit rein scléreux.

Conclusion. — Insuffisance tricuspide consécutive à la dilatation du cœur droit, n'ayant donné lieu à aucun battement hépatique, en raison de la rétraction scléreuse du foie.

Observation XIV (résumée).

Insuffisance mitrale. — Hypertrophie du cœur (20 c. sur 13 c.) — Insuffisance tricuspide. — Pulsations hépatiques petites. — Pouls veineux jugulaire avec dilatation considérable de ces veines. — Souffle tricuspidien.

L... (Pierre), âgé de 61 ans, entré à l'hôpital Necker, le 17 août 1881, avec une hypertrophie du cœur assez considérable (20 c. 13 c.) et les signes d'une insuffisance mitrale, présentant un souffle tricuspide doux à la base du sternum avec une dilatation considérable des jugulaires et pouls, seulement avec une petite pulsation hépatique.

Meurt trois semaines après par suite d'accidents cérébraux.

Autopsie. — On trouve le cœur volumineux, 620 grammes ave dilatation prédominante des cavités droites; l'orifice auriculo-ventriculaire droit, périmètre 16 c. et les lames de la valvule ont respectivement 2 c. 1/2 et 3 c. de largeur, ce qui le constitue insuffisant.

Le foie, peu volumineux, dans le caractère du foie muscade. pèse 1.110 grammes. La cavité péritonéale contient trois litres de liquide.

Conclusion. — Battement hépatique restreint par le fait de l'induration du foie.

Observation XV (résumée).

Dyspnée. — Troubles gastriques. — Dilatation du cœur du côté des cavités droites. — Double souffle à la base. — Insuffisance tricuspide. — Pouls veineux jugulaire et battements hépatiques. — Souffle tricuspidien.

J... (Joseph), âgé de 56 ans, entre à l'hôpital Necker, le 22 août 1881, pour une affection caractérisée par une dyspnée intense et des troubles gastriques remontant environ à huit mois. A son entrée on trouve le pouls petit et irrégulier 96, le cœur est dilaté, surtout du côté des cavités droites. La longueur de matité le long du bord droit donne 20 c., et la pointe est portée très loin en dehors du mamelon. Double souffle à la base, souffle systolique le long du bord droit. Pouls veineux jugulaire, pas de battements hépatiques, le volume du foie paraît normal, œdème des membres inférieurs. Le malade demeure dans le service soumis au repos et à l'emploi de petites doses de digitale. Le pouls se ralentit et on obtient une diurése, allant parfois jusqu'à trois litres par 24 heures. Néanmoins le 21 septembre le souffle tricuspidien est très intense, le pouls veineux jugulaire très prononcé et les battements hépatiques très évidents. Le 18 oclobre le malade peut sortir de l'hôpital, mais il y rentra le 13 novembre dans un état semblable à celui où il était la première fois. Bientôt après, il lui survient une hémiplégie et il succomba aux accidents cérébraux le 16 février de l'année suivante.

Autopsie. — On trouve une hypertrophie du cœur avec dilatation des cavités cardiaques, avec épaississement des appareils valvulaires, et la dilatation des orifices. Les valvules aortiques légèrement insuffisantes.

Les artères très athéromateuses, un caillot oblitérant la terminaison de la carotide droite, le rein légèrement scléroseux, foie muscade.

Conclusion. — Insuffisance tricuspidienne par dilatation du cœur et de l'orifice, l'apparition tardive des battements hépatiques.

Observation XVI (résumée).

Insuffisance mitrale. — Insuffisance tricuspide. — Asystolie. — Dilatation considérable des veines jugulaires avec pouls évident. — Pulsations hépatiques. — Souffle tricuspidien.

L.. (Jeanne) âgée de 57 ans, entrée à l'hôpital Necker, le 26 février 1881, pour une insuffisance mitrale avec insuffisance tricuspidienne et asystolie, présentait avec souffle systolique le long du bord du cœur une dilatation considérable des veines jugulaires avec un pouls veineux évident et des battements hépatiques également nets.

Meurt le 11 mars.

Autopsie. — On trouve une symphyse cardiaque avec insuffisance de la valvule mitrale et rétrécissement notable de l'orifice, dilatation énorme des cavités droites et insuffisance très marquée de l'orifice tricuspide.

Le foie,pesant 1.600 grammes avec un diamètre transversal de 23 c. et vertical de 16 c., est affecté de cirrhose granuleuse avec des granulations fort petites. La rate est volumineuse, 445 grammes.

Conclusion. — Battements hépatiques, malgré la sclérose du foie en raison de l'insuffisance tricuspide considérable.

Voyons maintenant en quoi se caractérisent les pulsations hépatiques.

Si l'on prend soin d'abord de limiter par la percussion le contour du foie, qui déborde le bord costal, et puis de donner au malade, pour faciliter l'exploration de l'abdomen, une attitude qui permet de placer les muscles grands droits dans le relâchement (pour cela le malade doit fléchir les cuisses et respirer la bouche ouverte), lorsqu'on place une main sur la région épigastrique correspondante au lobe gauche du foie, l'autre à droite, dans l'hypochondre droit, au-dessous des fausses côtes, on sent à chaque systole ventriculaire une pulsation profonde, lente et progressive, et l'on voit en même temps un soulèvement des deux mains, ainsi placées ; la sensation est plus marquée à gauche qu'à droite. Cette pulsation ne coïncide pas exactement avec le choc de la pointe du cœur sur la paroi thoracique, elle en est séparée par un intervalle très court, elle lui succède immédiatement après, le temps nécessaire que l'ondée puisse franchir la distance qui sépare le cœur du foie.

L'exploration simultanée avec le pouls radial fait apercevoir également que la pulsation hépatique a lieu un peu avant le soulèvement de l'artère pour cette raison que l'ondée sanguine a un trajet plus long à parcourir du cœur à l'artère radiale. Elle est donc systolique, synchrone aux battements du cœur, habituellement simple, elle peut présenter une sorte de dédoublement ou de saccade, lorsqu'elle est influencée par l'inspiration ; elle est d'une certaine durée, ce qui exclut l'idée d'un soulèvement d'emprunt, idée des premiers observateurs.

Par la méthode graphique on peut mieux saisir tous ces détails sur le caractère de ce phénomène.

Les tracés suivants sont une démonstration caractéristique.

Hôpital Necker. — Salle Saint-Louis, n° 13,

Insuffisance tricuspidienne,

25 mars 1872.

Pointe du cœur

Radiale

Foie

Radiale

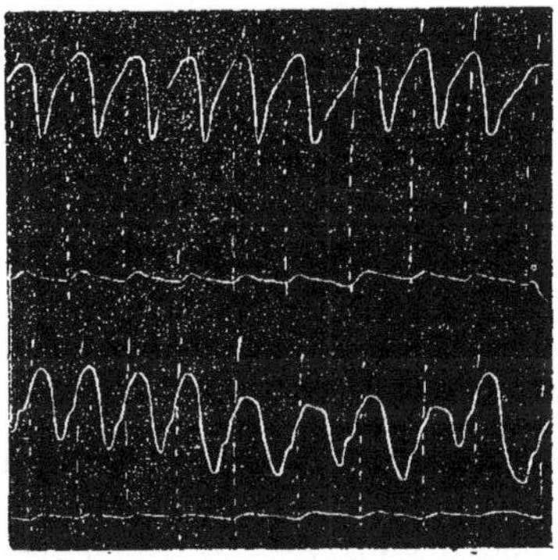

Figure 1.

Comme on le voit, les battements du foie mis en regard du pouls radial et celui-ci en regard de la pointe du cœur, les lignes qui sont tirées d'un tracé à l'autre montrent une coïncidence à peu près parfaite.

Mazein. Août, 1884

Insuffisance tricuspidienne.

Pulsations hépatiques

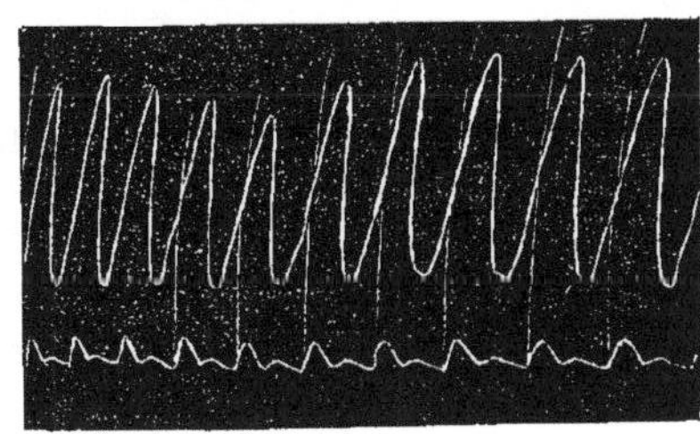

Figure 2.

Cette courbe est remarquable par l'amplitude des battements du foie.

Notre observation suivante est une démonstration évidente de ce fait, que la pulsation hépatique ayant produit une périhépatite, les mouvements d'expansion et de retrait du foie déterminaient un frottement rythmé, constaté par la palpation et par l'auscultation.

Observation XVII (résumée).

Insuffisance et rétrécissement mitraux. — Hypertrophie cardiaque. — Insuffisance tricuspide. — Pulsations hépatiques et pouls veineux jugulaire. — Souffle tricuspidien. — Ascite et œdème des membres inférieurs.

B... (Charles), âgé de 45 ans, entre à l'hôpital Necker, le 31 juillet 1884, pour la première fois, ayant eu une atteinte de rhumatisme en 1856. En 1880 seulement il a commencé à éprouver un peu d'oppression, exagérée par l'ascension des escaliers et de palpitations. Depuis 3 mois, il est survenu de l'œdème aux membres inférieurs et tous ces accidents se sont exagérés.

On constate les signes de l'hypertrophie du cœur avec des battements inégaux et intermittents, un souffle systolique, ayant son maximum dans le milieu du bord droit du cœur; en outre, des pulsations jugulaires correspondant à la systole, un foie volumineux et dépassant le bord costal de 4 c. sur la ligne mammaire et animé de pulsations également systoliques, mais peu accentuées.

Le 4 août le souffle systolique a pris plus d'intensité, il se propage à toute la région précordiale. Le foie déborde de 6 c., ses battements et ceux des jugulaires ont une grande intensité. On commence l'administration de la digitale. Le 22 août, le souffle systolique s'entend seulement vers l'appendice xiphoïde, les battements jugulaires persistent encore et les battements hépatiques ont disparu.

En octobre le pouls hépatique et jugulaire existe, mais le souffle systolique fait défaut. Le foie est volumineux, et mesure 21 c. sur la ligne mammaire. Peu de jours après le souffle tricuspidien a reparu.

En novembre, sous l'influence de la digitaline à la dose d'un milligramme par jour, les battements jugulaires diminuent, le foie se réduit à 17 c.,ses pulsations sont moins sensibles, et le souffle tricuspidien très affaibli. Le pouls jugulaire a encore diminué, le foie ne mesure plus que 13 c. 1/2; le pouls veineux hépatique a disparu, rien n'est changé, quant aux signes du rétrécissemeni mitral.

Le 22 août, le souffle systolique de l'appendice xiphoïde, et les battements jugulaires existent, mais les battements hépatiques ont cessé d'être perçus.

Un mois après, le 26 septembre, le foie mesure 17 c. sur la ligne mammaire et les battements hépatiques réapparaissent. Néanmoins, le malade peut quitter l'hôpital pendant quelque temps. A son retour, au 23 du mois d'octobre, le foie mesure 21 c. sur la ligne mammaire; le pouls sans fréquence à 76, mais irrégulier et inégal ; les pulsations jugulaires et hépatiques très accentuées, mais le souffle tricuspidien nul.

Le 26 octobre, la caféine a été donnée pendant 3 jours à la dose de 50 c., le souffle de l'insuffisance réapparaît légèrement.

Le 4 novembre, le foie a atteint 23 c. sur la ligne mammaire, on administre 1 centigramme de digitaline; le 5 novembre, se réduit à 17 c. sur la ligne mammaire, les battements jugulaires et hépatiques ont notablement diminué ; le souffle tricuspidien très affaibli.

Le 6 novembre le foie mesure seulement 13 c. 1/2 sur la ligne mammaire, le pouls jugulaire très peu sensible, le pouls hépatique nul.

Toute l'année suivante passe jusqu'à l'année 1885 avec des oscillations analogues à celles qui viennent d'être indiquées. L'ascite survient au mois de juillet, ce qui oblige une paracenthèse.

En novembre, le foie est toujours animé de battements assez distincts, le souffle tricuspide persiste assez faible à cette époque.

Au mois de mai 1887, le malade était dans un état d'amélioration très notable, pouvant se lever, aller et venir dans la salle. Le 10 de ce mois, ayant voulu, pour aider au service, porter pendant quelque temps un broc très pesant, il fut pris de douleurs dans l'hypochondre droit, et le lendemain on constate des battements du foie très accentués avec la tuméfaction notable de cet organe.

Au niveau du foie on apercevait à la main un frémissement rythmé par les mouvements circulatoires ; à l'auscultation on entendait un bruit de frottement présentant ce même rythme. Le souffle tricuspidien était très accentué dans la région xiphoïdienne.

Le 13. Le frottement a pris le timbre du cuir neuf, toujours rythmé par les pulsations du foie, dont les frottements successifs correspondent à chaque révolution cardiaque ; la région hépatique était d'ailleurs très douloureuse à la pression.

Le 17. Les battements commencent à devenir moindres, les battements moins accentués et ils sont devenus beaucoup plus doux.

Le 20. Les battements du foie avaient peu d'amplitude et le frottement était très léger.

Le 23. On ne l'apercevait plus que de temps en temps.

Le 24. Il avait tout à fait disparu, mais pour se faire entendre encore légèrement le 29 de ce mois, et on en trouvait encore quelques traces le 4 juillet, mais pour la dernière fois.

A partir du mois de mars les accidents commençaient à s'aggraver, il survient de l'oppression constante, de l'œdème pulmonaire, de l'ascite et un œdème croissant des membres inférieurs. Le malade s'affaiblit sensiblement et succomba subitement le 29 de ce mois.

Autopsie. — On ne trouve aucune trace de péricardite récente, ni ancienne. Le cœur était énorme et le ventricule droit en formait les deux tiers. Le bord de ce ventricule avait 23 centimètres de long. La valvule mitrale était épaissie, insuffisante.

Les deux lames étaient adhérentes en partie par leurs bords libres, et donnaient un rétrécissement notable ; l'orifice était normal.

L'orifice auriculo-ventriculaire droit était très dilaté avec un périmètre de 15 centimètres et demi. Les valvules de la tricuspide étaient insuffisantes pour fermer cet orifice, laissant largement écouler l'eau dans le ventricule.

Le foie peu volumineux et rétracté avait sa capsule très épaissie, surtout dans sa face supérieure, il avait l'aspect du foie muscade et la consistance de chiffon mouillé.

Conclusion. — Insuffisance tricuspide secondaire, ayant donné lieu à des battements hépatiques d'intensité variable avec l'état du foie et celui de la circulation générale. Périhépatite déterminant un frottement rythmé par les mouvements d'expansion du foie.

La constatation des pulsations hépatiques décrites est-elle toujours facile?

Il ne faut pas se dissimuler la difficulté qu'on y rencontre quelquefois, chez certains malades, dont la couche adipeuse sous-cutanée des parois abdominales est très développée, où les parois peuvent être distendues par une quantité d'une ascite notable.

Il arrive en outre que l'exploration devient difficile à cause de la présence d'une sensibilité du foie, qui se réveille aussitôt qu'on applique la main à ce point, et provoque une contraction des muscles de la paroi abdominale.

Toutes ces raisons, en effet, empêchent quelquefois les battements hépatiques de se sentir avec toute leur netteté, bien que l'insuffisance tricuspide soit affirmée par la constatation des autres signes, le pouls jugulaire et le souffle systolique le long du bord droit du cœur.

Enfin, dans certains cas le foie peu congestionné demeure caché dans sa loge, ses pulsations sont invisibles, et, à la main qui palpe, elles ne se font pas sentir.

Une raison de l'absence des battements du foie est la

sclérose de ce viscère et nos observations (11, 12, 13) ne laissent aucun doute à cet égard.

Un rapport encore peut exister entre le foie et le cœur et l'observation que l'on va lire démontre que sous l'influence, en effet, de l'affaiblissement des battements du cœur, les pulsations hépatiques disparaissent; et pour cette raison bien simple que la contractilité cardiaque n'étant pas assez énergique l'ondée sanguine rétrograde ne reçoit pas une forte impulsion pour arriver au foie et y produire l'expansion caractéristique.

Observation XVIII (résumée).

Néphrite interstitielle. — Dyspnée. — Albuminurie. — Hypertrophie cardiaque. — Bruit de galop. — Insuffisance tricuspide. — Pulsations hépatiques. — Pouls veineux jugulaire tardif. — Souffle tricuspidien.

Madame C..., âgée de 52 ans, entrée le 30 juillet 1883, à l'hôpital Necker, avec les signes d'une néphrite interstitielle et des accidents dyspnéiques remontant au moins à 6 mois. A son entrée on constate une hypertrophie du cœur, caractérisée par l'augmentation de la matité qui mesure 15 c. 1/2 le long du bord droit du cœur et 13 c. le long du bord gauche du sternum, la pointe abaissée jusqu'au 6e espace et 2 centimètres en dehors du mamelon; un bruit de galop manifeste, une albuminurie assez considérable, la pression artérielle 26 c. de mercure.

Les jours suivants l'état de la malade s'aggrave peu à peu, la pression artérielle baisse jusqu'à 15 centimètres, le bruit de galop disparaît, et on entend à la pointe un souffle aigu, systolique, se propageant au long du bord droit du cœur. Le foie volumineux et douloureux est animé de battements manifestes, qui, les jours suivants, se montrent aux jugulaires. Le 13 la pression baisse encore à 13 1/2, le pouls se ralentit, mais les systoles sont courtes et comme avortées et les battements hépatiques ont disparu.

Conclusion. — Pulsations hépatiques disparaissant

sous l'influence de l'affaiblissement des battements du cœur.

Mais souvent, c'est très délicat de comparer ainsi les impressions fournies par deux sens différents, par la palpation d'une part, et l'auscultation de l'autre, les rapports des pulsations hépatiques avec la révolution cardiaque, et inspecter en même temps le pouls radial.

Aussi M. Potain a un procédé très ingénieux qui facilite beaucoup cette tâche.

Il emploie l'annexe que M. Marey a ajouté à son sphygmographe, il applique ce dernier sur la radiale, et il recueille les battements du foie à l'aide de la coquille, qui est disposée au niveau de l'hypochondre droit ; la coquille étant en communication par un tube de caoutchouc avec le tambour de l'instrument, lui transmet les impressions reçues.

Les plumes de deux leviers enregistreurs, animées sur la même ligne horizontale, celle de la radiale et celle du foie, décrivent sur le même papier au même instant leur tracé et l'un au-dessus de l'autre. Pour enregistrer les battements du cœur en même temps que ceux de la radiale, il applique la coquille sur la région précordiale.

Pour recueillir le pouls jugulaire, il remplace la coquille par un petit entonnoir de verre, qui fait office de stéthoscope. Les tracés ainsi obtenus et superposés avec soin, de la manière la plus rigoureuse, montrent leurs coïncidences, c'est ainsi dans le tracé figure 1, obtenu par ce procédé, qu'on voit très nettement que les pulsations du foie coïncident avec celles de la radiale, et celles-ci avec celles de la pointe du cœur ; elles sont exactement systoliques.

CHAPITRE IV

FAUX POULS VEINEUX HÉPATIQUE.

Il existe en effet une variété du pouls hépatique, ayant une grande analogie avec le vrai pouls hépatique, dont nous venons de donner la description, mais il en diffère essentiellement en réalité.

Nous allons donc préciser ce point de sémiologie, en parlant du caractère distinctif du faux pouls veineux hépatique et de l'étiologie de sa production, pour pouvoir établir sa signification qui, au point de vue du pronostic, n'est pas indifférent.

En effet, ce dernier traduit l'hypertrophie de l'oreillette droite, tandis que le pouls hépatique est un signe pathognomonique de l'insuffisance tricuspide.

Lorsque l'oreillette hypertrophiée se contracte énergiquement, un arrêt subit de la colonne sanguine descendante se produit et en même temps des ondes récurrentes en résultent, qui soulèvent les veines jugulaires et simulent, à s'y méprendre, le pouls veineux jugulaire.

Ce qui se passe pour les vaisseaux du cou devient encore plus évident, sous l'exagération de la contraction de l'oreillette, du côté des veines sus-hépatiques qui sont des bouches ouvertes pour la régurgitation.

Dans le foie, peu à peu sous l'influence de la stase sanguine persistante, il se reproduit une congestion chronique, condition à faire naître dans cet organe les battements qui rappellent le vrai pouls hépatique.

Bien que ces deux variétés du pouls veineux hépatique soient assez analogues en apparence pour qu'on puisse les confondre, on comprendra que leur distinction devient facile si l'on se rappelle que la contraction de l'oreillette a lieu à la fin du grand silence, immédiatement avant la systole ventriculaire.

Aussi dans le cas de l'insuffisance tricuspide, la pulsation hépatique, comme nous l'avons démontré, correspond à la systole ventriculaire, elle commence avec elle et finit de même ; dans le second cas, au contraire, cette pulsation est due à l'exagération de la contraction de l'oreillette hypertrophiée, elle commence avec elle pour finir aussitôt que l'oreillette a vidé son contenu dans le ventricule correspondant.

En d'autres termes, il en résulte que le pouls vrai hépatique est systolique, le pouls veineux faux est présystolique.

Ce phénomène qu'il est aisé de distinguer, lorsqu'on explore simultanément le foie et le pouls radial, devient plus évident encore en enregistrant simultanément le pouls hépatique et le pouls radial à l'aide du sphygmographe de M. Marey par le procédé de M. Potain, que nous avons exposé en détails.

Le tracé suivant est très démonstratif.

Comme on le voit, le sommet ici de la pulsation hépatique ne coïncide plus avec le moment de la systole ventriculaire, tel qu'il existait dans la courbe du vrai pouls hépatique, indiquant l'inocclusion de l'orifice tricuspide, elle précède ici manifestement l'ascension du pouls radial mis en regard qui caractérise le moment de la systole du ventricule et en cet instant il se fait une dépression brusque avec l'afflux du sang dans l'oreillette.

Si l'on regarde au-dessous la courbe de la jugulaire, on voit qu'elle est identique, également présystolique.

Antonnelli. — Hôpital de la Charité, 29 avril 1890.

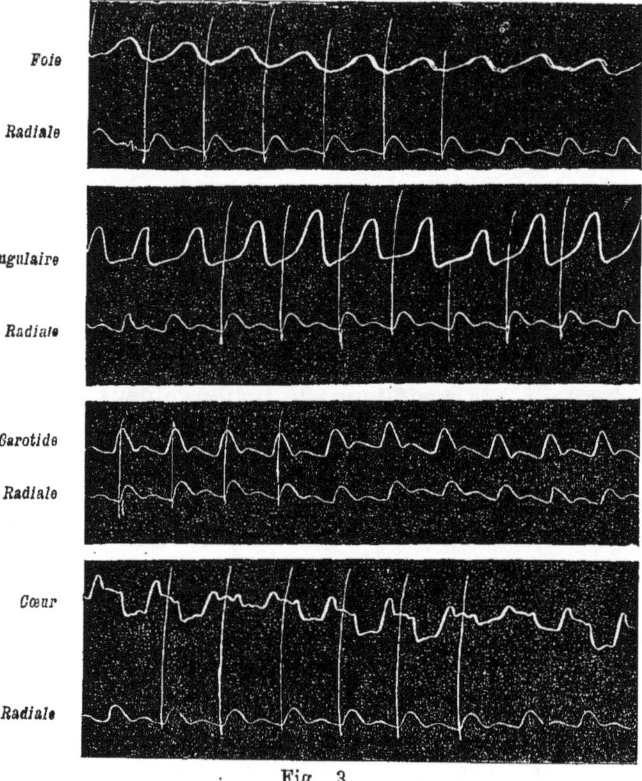

Fig. 3.

Les observations suivantes sont deux exemples de faux pouls hépatique.

Observation XIX (résumée).

Néphrite interstitielle. — Sclérose capillaire généralisée. — Hypertrophie du cœur. — Bronchite et emphysème avec dyspnée et expectoration abondante. — Pulsations hépatiques et jugulaires présystoliques.

P... (François), âgé de 48 ans, entré à l'hôpital Necker, pour la première fois en 1882, au mois de septembre, pour une hypertrophie du cœur, sans lésion d'orifice mais accompagnée d'une néphrite interstitielle et d'une sclérose capillaire généralisée qui indiquaient une pression artérielle très exagérée. A cette époque, le foie déjà volumineux mesurait 19 centimètres sur la ligne mammaire, mais pas de pulsations appréciables; entre à la Charité pour les mêmes accidents en 1887, puis en juillet de cette même année.

A cette époque, il présentait des accidents cérébraux, surtout des éblouissements et des vertiges, jusqu'à déterminer une chute dans la rue; mais, en outre, des signes de bronchite disséminée et d'emphysème avec de la dyspnée et une expectoration abondante. Quelques jours après son entrée, on constatait un souffle systolique à tonalité assez aiguë, siégeant le long du bord droit du cœur; le foie paraissait douloureux et dépassait de deux travers de doigt le bord costal et il était animé de pulsations manifestes ainsi que les jugulaires; le pouls était à 76.

Le 1er novembre, on constate, avec les signes de dilatation cardiaque droite, un choc diastolique très accentué et notamment des pulsations jugulaires et hépatiques.

Le 14, les pulsations persistent encore, toujours sans aucune trace de souffle, et le soulèvement des veines du cou et du foie est manifestement présystolique.

Le 28, le battement du foie persiste encore et la pulsation jugulaire a disparu.

Conclusion. — Hypertrophie cardiaque d'origine brightique, battement jugulaire et hépatique d'origine auriculaire.

Observation XX (résumée).

Insuffisance et rétrécissement mitraux. — Insuffisance aortique accompagnée d'une dilatation de la crosse de l'aorte. — Au sommet droit, sous-matité avec respiration et râles sous-crépitants secs. — Hémoptysies répétées. — Pulsations hépatiques et jugulaires présystoliques. — Hypertrophie cardiaque.

D... (Auguste), âgé de 30 ans, entre à l'hôpital de la Charité le 2 avril 1890. Ayant perdu un frère de tuberculisation pulmonaire, il était néanmoins de bonne santé et avait fait, sans aucune indisposition, son service militaire de cinq ans en Nouvelle-Calédonie. De retour en France en 1889, il eut à chaque hiver, à partir de cette époque, une atteinte de rhumatisme articulaire aigu. De plus, en 1889, il eut une pleurésie gauche qui nécessita une ponction, et dura trois mois et demi. En janvier 1890, il contracta un rhume accompagné d'hémoptysie répétée, il s'affaiblit, s'amaigrit, voit survenir de l'œdème aux membres inférieurs et entre à l'hôpital.

A son entrée, on constate des signes d'une hypertrophie du cœur avec abaissement de la pointe jusqu'au 6e espace intercostal ; dédoublement du deuxième bruit et souffle diastolique ; à la pointe souffle systolique, pouls bondissant, double souffle crural, soulèvement notable de la sous-clavière, ce qui est le signe d'un rétrécissement mitral avec insuffisance valvulaire et d'une insuffisance des valvules aortiques, accompagnée d'une dilatation de la crosse de l'aorte.

A la partie supérieure de la poitrine du côté droit, dans la fosse sus-épineuse et sous la clavicule, sous-matité avec respiration rude et quelques râles sous-crépitants secs.

Les hémoptysies se répètent pendant plusieurs jours et finissent par s'arrêter sous l'influence du traitement tannique.

Le 19, on constate que le malade se trouve toujours très oppressé et on constate de plus des pulsations au niveau des jugulaires et du foie. Ces pulsations précèdent manifestement la systole ventriculaire et appartiennent, par conséquent, à la variété d'origine auriculaire.

Les accidents persistent et le malade, ayant été pris de

diarrhée et puis d'anasarque, finit par succomber le 16 juillet.

Conclusion. — Pulsation hépatique d'origine auriculaire chez un malade atteint d'insuffisance aortique et mitrale, sans insuffisance tricuspide.

CHAPITRE V

DIAGNOSTIC

Le diagnostic de l'insuffisance tricuspide par la constatation des pulsations hépatiques, telles que nous venons de les décrire, et en dehors même des autres signes de cette affection, est souvent facile.

Toutefois, il y a des cas où ces pulsations ne sont pas dues au foie lui-même, elles lui sont communiquées par la pulsation du cœur, de l'aorte, et peuvent offrir de réelles difficultés, si on n'est pas prévenu contre ces causes d'erreur pour se mettre en garde. En outre, elles peuvent être d'origine auriculaire, ce qui exclut l'idée de l'insuffisance tricuspide. Or, voici le tableau des différentes variétés des battements du foie dont nous allons exposer le diagnostic différentiel :

Tableau des différentes variétés des battements du foie.

A *Battements impulsifs.* (b *communiqués*)	Par impulsion cardiaque...	Pulsation cardiaque exagérée.
	Par impulsion aortique.....	Pulsation aortique exagérée.
B *Battements expansifs.* (*Pouls hépatique.*) (*Pulsations vraies du foie*)	D'origine auriculaire....	Hypertrophie du cœur.
	D'origine ventriculaire...	Insuffisance tricuspidienne.
	D'origine auriculaire et ventriculaire	

A. — *Battements hépatiques communiqués par impulsion cardiaque.*

Il n'est pas rare, en effet, de constater chez des personnes nerveuses, surtout chez les femmes, des pulsations à la région épigastrique. Une malade, sujette ordinairement à des palpitations et qui ressent parfaitement au niveau de l'épigastre de violents battements, s'effraie outre mesure ; elle se considère comme atteinte d'une maladie cardiaque ou d'un anévrysme de l'aorte.

On ne pourra répondre à ces différentes questions de la malade, qu'en étudiant avec soin ce symptôme. Comme le diagnostic des pulsations hépatiques repose sur l'existence d'une insuffisance tricuspidienne, il faut avoir soin, au préalable, d'écarter toute cause d'erreur et d'arriver à cette conviction que les pulsations hépatiques en question sont bien le résultat d'un simple trouble nerveux fonctionnel.

En général, le diagnostic de ces battements, d'origine nerveuse, n'est pas difficile; il suffit, par l'auscultation, de constater que le cœur est parfaitement indemne de toute lésion et qu'il est doué de battements très énergiques ; la palpation nous indiquera que le foie n'est pas augmenté de volume, n'étant pas accessible à la main qui le palpe.

Le même phénomène se passe chez des personnes très anémiées ou atteintes de la chlorose, dont l'impulsion du cœur est très énergique et l'ondée sanguine, lancée à chaque systole du ventricule gauche hypertrophié, trouve dans le système artériel une moindre pression, étant abaissée, et arrive facilement à se faire sentir à l'épigastre.

B. — *Battements hépatiques communiqués par impulsion aortique.*

Pour les mêmes raisons, le diagnostic différentiel entre les pulsations propres du foie et celles communiquées par un anévrysme de l'aorte abdominale, peut facilement être établi, encore même que l'impulsion de la tumeur anévrysmale pourrait donner un peu la sensation de l'expansion du foie.

Je le répète, l'absence, à proprement parler, de toute lésion cardiaque, et la constatation des phénomènes distinctifs de l'anévrysme de l'aorte abdominale, tels que les irradiations des douleurs lancinantes vers la région du plexus lombo-aortique, et souvent la présence d'un souffle à ce niveau, ne laisse aucun doute à cet égard.

Ainsi, l'origine tricuspidienne des battements établie, il faut s'enquérir du diagnostic de la cause.

Le cœur peut-il transmettre ses battements à l'épigastre ?

Lorsque le cœur est hypertrophié et qu'il est animé de pulsations violentes, comme cela souvent arrive à la suite d'un trouble nerveux ou d'une altération du sang, celle-ci porte, soit sur la quantité, soit sur la composition du fluide sanguin, à chaque systole ventriculaire il vient frapper sur la partie supérieure du diaphragme. Mais le cœur n'étant séparé que par l'épaisseur de ce muscle mince du foie, avec la face convexe duquel il est en contact, il en résulte une pulsation directe à cet organe ; si elle est assez intense, on comprend qu'elle peut être perçue au niveau de la région épigastrique et donner l'illusion qu'elle a pour origine le foie lui-même.

Mais, pour les raisons que nous venons de dire, le plus souvent le diagnostic est facile ; en outre, les pulsations transmises ne se font sentir que seulement au niveau de l'épigastre, et elles cessent d'être perçues sur le côté droit, au-dessous des fausses côtes. Elles ne donnent jamais cette sensation d'expansion, qui est le caractère prédominant des véritables pulsations hépatiques.

C. — *Battements hépatiques communiqués par pouls aortique exagéré.*

Dans certains cas, le diagnostic devient plus délicat ; le médecin peut être pris avec des difficultés plus sérieuses, lorsque les pulsations hépatiques sont la conséquence des battements aortiques très énergiques, qui soulèvent la glande hépatique dans sa totalité. Or, nous savons quelle était la première interprétation des observateurs : pulsation hépatique, ce sont les battements de l'aorte ; le foie n'avait aucune part à la cause, le ressort étant l'aorte, celle-ci étant animée de battements intenses, dès lors le soulèvement du foie était constitué.

Cette première explication du pouls veineux hépatique est démontrée erronée depuis Friedreich, comme nous le savons, et la réalité demeure dans l'expansion du foie lui-même, cela ne fait pas aujourd'hui l'ombre d'un doute.

Néanmoins, nous ne pouvons pas nier avec Mahot, la possibilité d'un soulèvement du foie par les battements exagérés de l'aorte ; la réalité de ce phénomène est nettement établie par ce fait observé par M. Potain (*Dict.*, art. Cœur):

« Il s'agissait d'un homme atteint d'insuffisance aortique avec dilatation générale du système artériel. Ce malade présentait, à son entrée à l'hôpital, le pouls veineux jugulaire et des battements hépatiques, qui avaient fait penser à une insuffisance tricuspidienne, bien qu'on n'entendît pas de souffle systolique au foyer des bruits

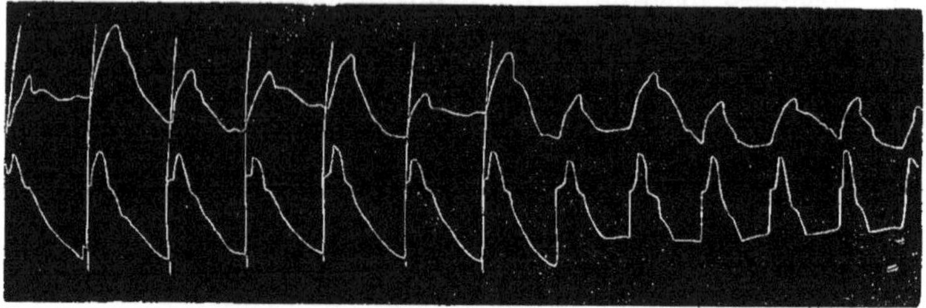

Fig. 4.
Battements du foie dus aux soulèvements de l'aorte.

du cœur droit. En prenant le tracé comparatif de la veine jugulaire et de la pulsation hépatique, on fut très frappé de voir que le pouls veineux jugulaire était présystolique, tandis que le pouls hépatique était franchement systolique. Dès lors, on ne pouvait s'expliquer

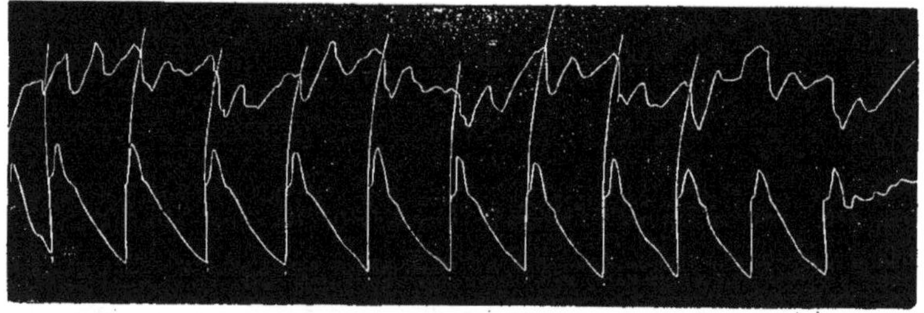

Fig. 5.
Pouls veineux, jugulaire, présystolique.

cette anomalie apparente qu'en admettant qu'il s'agissait, pour le foie, de battements transmis par l'aorte, et exagérés par l'état de dilatation excessif de cette artère. D'ailleurs, on ne sentait chez ce malade qu'un soulèvement en bloc, sans éprouver la sensation d'expansion caractéristique de la régurgitation veineuse.

Voici un second fait analogue. Dans ce cas encore, en prenant le tracé comparatif de la veine jugulaire et de la pulsation hépatique, on a constaté que le pouls veineux hépatique était systolique, tandis que l'affaissement des jugulaires était profond et isochrone à la systole ventriculaire.

Il n'y avait donc aucune trace de l'insuffisance tricuspidienne. L'autopsie, d'ailleurs, étant venue démontrer l'existence d'une dilatation de l'aorte abdominale et l'intégrité de la valvule tricuspide, a permis l'explication du fait diagnostiqué pendant la vie du malade.

Mais ces faits sont exceptionnels, et le diagnostic, bien que délicat, n'est pas impossible, si on se rappelle cette sensation d'expansion, qui est le caractère prédominant du battement hépatique ; en outre, les tracés comparatifs, dans les deux cas, ont facilité le diagnostic.

Observation XX (résumée).

Insuffisance aortique. — Hypertrophie du cœur, surtout de la cavité gauche. — Symphyse cardiaque totale. — Pulsations hépatiques légères sans insuffisance tricuspide. — Exagération des oscillations normales des jugulaires. — L'aorte abdominale bat d'une façon exagérée, elle est douloureuse à la pression et à l'auscultation ; un bruit de choc très exagéré, sans souffle.

L... (Henri) porteur aux Halles, âgé de 22 ans, entre à l'hôpital Necker, le 2 mars 1882, ayant eu de nombreuses atteintes de rhumatisme et de chorée, depuis l'âge de 7 ans jusqu'à 18 ans.

On trouve les signes d'une hypertrophie du cœur avec insuffisance aortique et adhérence, péricardite vraisemblable, des douleurs constrictives sur la poitrine à forme paroxystique. Le foie un peu gros et douloureux, il est animé de pulsations fort légères, qui coïncident avec la systole du ventricule.

L'aorte abdominale bat d'une façon exagérée et elle paraît douloureuse à la pression. En l'auscultant, on entend un bruit de choc très exagéré, mais aucun souffle.

Le tracé des jugulaires montre une exagération des oscillations jugulaires normales avec prédominance de la partie appartenant au début du choc systolique, mais l'affaissement profond se produisant pendant la durée de la systole ventriculaire. Il n'y a donc aucune trace de l'insuffisance tricuspidienne.

Dans la matinée du 20 mars, le malade fut pris subitement d'une douleur violente et dans une angoisse extrême sort de son lit, se roule à terre, et meurt en quelques instants.

Autopsie. — On trouve une symphyse totale. Le cœur volumineux égale les deux poings du sujet, et l'hypertrophie porte d'une façon prédominante sur le ventricule gauche, qui constitue les deux tiers de la masse. Les sigmoïdes aortiques sont insuffisantes, les autres paraissent à l'état normal.

L'aorte est dilatée et présente dans toute son étendue des taches jaunâtres avec épaississement portant à la fois sur la tunique interne et même sur les deux autres.

La dilatation aortique porte son périmètre à 8 c. au point le plus large.

Conclusion. — Battements hépatiques sans insuffisance tricuspidienne et transmis vraisemblablement par l'aorte dilatée.

La forme auriculaire ou le faux pouls hépatique ne peut pas être confondu avec le vrai pouls hépatique de l'insuffisance tricuspide, où le battement est systolique etproduit par la contraction du ventricule droit. Le battement du foie présystolique doit être attribué à la contraction de l'oreillette hypertrophiée.

Sur la valeur diagnostique de ce caractère de deux variétés du battement du foie que nous avons admis, nous avons donné assez de détails au chapitre Mécanisme pour nous permettre de ne pas insister de nouveau ici.

Nous nous croyons cependant en droit d'admettre, en nous basant sur les deux observations suivantes, que les deux variétés du pouls veineux hépatique peuvent être combinées dans l'insuffisance tricuspidienne, c'est-à-dire les pulsations vraies du foie, peuvent être d'origine auriculaire et ventriculaire. C'est aisé de comprendre ce qui se passe dans ce cas.

Lorsque l'oreillette droite, en effet, est arrivée à subir une hypertrophie considérable en se contractant énergiquement, elle donne lieu à une régurgitation dans les veines caves, qui est plus sensible dans le système cave inférieure, en raison de sa disposition particulière; mais le ventricule droit en raison de l'inocclusion de la valvule tricuspide produit, comme nous le savons, aussi une onde rétrograde de sorte que la pulsation commencée par la contraction de l'oreillette est continuée et achevée par celle du ventricule.

Mais dans ce cas encore le diagnostic devient facile après une exploration attentive ou par la méthode graphique au besoin.

Observation XXI (personnelle).

Insuffisance et léger rétrécissement aortique. — Rétrécissement mitral et insuffisance de la valvuve. — Hypertrophie du cœur, pointe dans le 6e espace. — Insuffisance tricuspide. — Le foie est animé de battements expansifs. — Le bulbe de la veine jugulaire est animé de pulsations très vives, d'origine auriculaire.

Le 27 oct. 1889, T..., envoyé à la consultation de la Charité par un médecin de la ville se plaint de vertiges et accessoirement de palpitations.

Cet homme, âgé de 30 ans, a joui d'une santé excellente, jusqu'en 1878.

A cette époque, où il exerçait le métier de mineur, il fut pris d'un rhumatisme articulaire aigu, généralisé. Les articulations des genoux, des épaules, des pieds, furent envahies.

Le malade dut entrer à l'hôpital, à Lyon, et il se souvient qu'on lui a appliqué en ce moment des vésicatoires sur la région précordiale.

Après sa sortie de l'hôpital le malade a pris le métier de menuisier, et dans ses travaux nouveaux se souvient d'avoir éprouvé une gêne du côté du cœur, des palpitations et de l'oppression, surtout en montant un escalier. Mais ces phénomènes étaient si légers, surtout au commencement, que le malade a pu continuer à travailler jusqu'en 1890.

Il y a six mois environ, il éprouva de la dyspnée, des palpitations, des vertiges et de l'affaiblissement; son sommeil est souvent interrompu, et il se voit forcé de se lever au milieu de la nuit. Tous ces phénomènes en s'accentuant ont forcé notre homme à cesser depuis huit jours tout travail.

Etat actuel. — 108 pulsations, pouls bondissant; pression artérielle 19 c.

Matité du cœur étendue; pointe dans le 6e espace; impulsion très forte; soulèvement étendu.

A la base deux souffles, tous deux propagés à toute l'étendue de la surface précordiale. Le souffle diastolique est très prédominant. Il a un timbre doux, et un caractère aspiratif. Il se propage surtout dans la direction de l'extrémité inférieure du sternum.

A la pointe souffle systolique très aigu, sibilant, mais très faible, ayant son maximum très exactement sur la pointe même, se propageant dans la direction du bord gauche du cœur. En outre, roulement présystolique grave, faible et peu distinct.

Vers le milieu du bord droit du cœur et en tirant du côté de l'extrémité inférieure du sternum, souffle grave, assez doux, exactement systolique.

En auscultant au niveau du 5e et du 4e espace, on entend, outre le choc systolique, qui est fort intense, un choc antérieur à lui, et par conséquent présystolique, avec un soulèvement d'une grande amplitude.

Talbot 27 octobre 1890

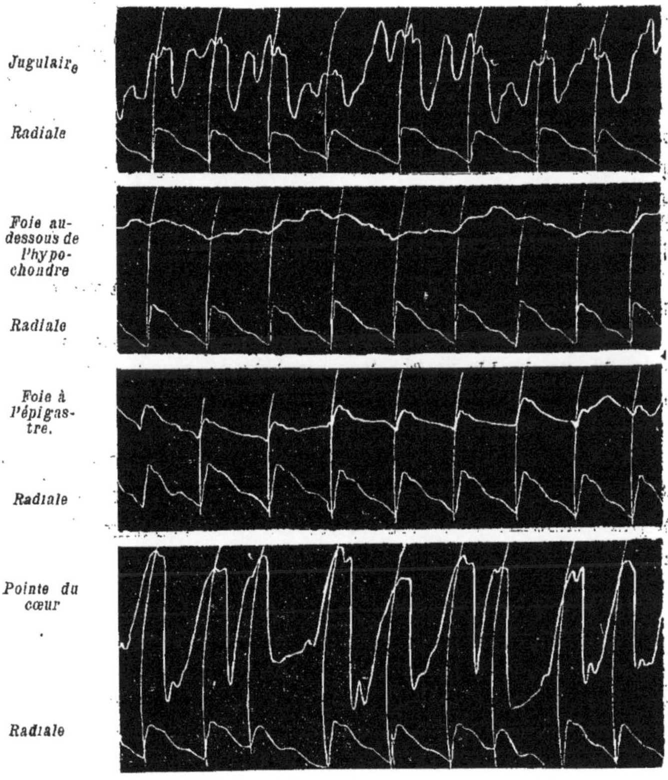

Figure 6.

A la base du cou le bulbe de la veine jugulaire est animé de pulsations très vives, qui alternent avec les pulsations des carotides, et sont manifestement d'origine auriculaire. Toute la région cervicale est, d'ailleurs, soulevée par des battements d'une très grande force correspondant manifestement aux pulsations carotidiennes.

A l'épigastre on voit aussi et on sent des battements accompagnant les battements de cœur. Ces battements semblent pouvoir être rapportés pour une part à l'impulsion cardiaque et aortique. Mais en explorant le foie dans toute sa partie accessible, on se convainc bientôt que ce n'est que pour une part seulement, et que le foie est véritablement animé de battements expansifs. En effet, il est volumineux et sa matité mesure sur la ligne mammaire, 19 c. En l'explorant au niveau de l'hypochondre, dans un point très éloigné de l'épigastre, on constate encore des battements très évidents et qui coïncident avec les systoles auriculaires et ventriculaires. Battements qui indiquent d'une façon certaine, l'existence d'une insuffisance tricuspidienne.

Les tracés recueillis concordent exactement avec cette donnée.

L'auscultation des crurales, au-dessous du pli inguinal, fait entendre un double souffle des plus évidents et même des plus forts.

Conclusion. — **Pulsations hépatiques déterminées à la fois par la contraction exagérée de l'oreillette droite et par l'insuffisance tricuspide consécutive aux lésions aortique et du cœur gauche.**

Observation XXII (résumée).

Insuffisance aortique et rétrécissement léger. — Insuffisance tricuspide. — Pulsations hépatiques des pouls veineux jugulaire vrai et faux.

S..., cordonnier, âgé de 46 ans, entre à l'hôpital Necker, le 31 octobre 1885, avec les signes d'une double lésion de l'orifice aortique avec prédominance de l'insuffisance, et une insuffisance tricuspide.

Les oscillations des veines du cou sont très marquées, les pulsations du foie très évidentes avec augmentation de son volume.

Le tracé recueilli au niveau des jugulaires montre une double pulsation, la première correspond à la systole de l'oreillette, la seconde à celle du ventricule, toutes deux d'une égale intensité.

Les accidents thoraciques étant survenus, notamment une pleurésie du côté droit, le malade succombe le 24 janvier.

Autopsie. — On constate une aortite avec athérome, une insuffisance des sigmoïdes aortiques. La mitrale et la tricuspide ne présentent aucune lésion, et soumises à l'épreuve de l'eau, elles sont suffisantes.

Conclusion. — Pulsations hépatiques déterminées à la fois par les contractions exagérées de l'oreillette et par l'insuffisance de la tricuspide, consécutive à une double lésion aortique.

Voici un tracé à cet égard :

Battements du foie. — Insuffisance tricuspidienne.

(Hôpital Necker, salle Sainte Anne, n° 12.)

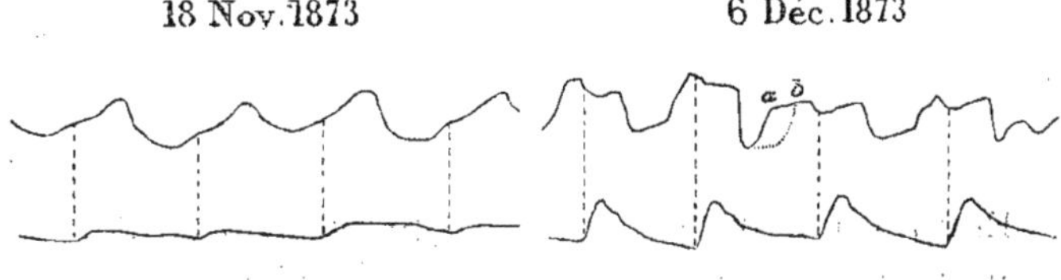

Après avoir discuté le diagnostic des différentes variétés du pouls hépatique, nous produisons le chéma suivant de toutes leurs courbes, qui est une démonstration manifeste.

Variétés du pouls hépatique.

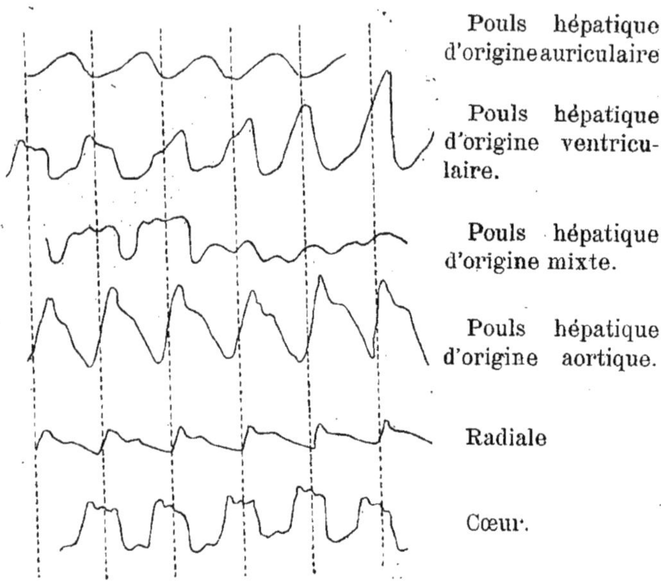

Enfin, est-il besoin d'ajouter que le vrai pouls veineux hépatique, d'après tout ce qu'il vient d'être dit, est un signe patognomonique de l'insuffisance tricuspide et de premier ordre sur la valeur diagnostique une fois constatée ?

Il y a des cas, en effet, où l'existence du pouls jugulaire faisait défaut (obs. 6, 7), où il n'est pas facile d'interpréter la valeur du souffle tricuspidien, lorsqu'il coïncide avec le souffle de l'orifice mitral, où ce même souffle tricuspidien peut disparaître après une première constatation, tel le fait dans notre observation suivante, et sur l'existence cependant des pulsations hépatiques le diagnostic put s'asseoir de l'insuffisance tricuspide.

Observation XXIII (résumée).

Hypertrophie cardiaque, la pointe dans le 6e espace intercostal à 5 c. en dehors de la ligne du mamelon. — Dyspnée. — Respiration de Sheyne-Stockes. — Bruit de galop. — Les urines albumineuses. — Insuffisance tricuspide. — Pulsations hépatiques et pouls veineux jugulaire. — Souffle tricuspidien.

J... (Louis), âgé de 48 ans, entré à l'hôpital Necker, le 17 juin 1882, avec une affection du cœur, caractérisée par l'augmentation du volume de l'organe, la matité précordiale 18 c. le long du bord droit et 13 le long du bord gauche du sternum, la pointe dans le 6e espace intercostal à 5 c. en dehors de la ligne du mamelon. Les jugulaires très distendues et animées d'oscillations visibles, pas d'augmentation du volume du foie ni de pulsation hépatique, une quantité notable d'albumine dans les urines.

Deux jours après la respiration devient plus difficile, ayant un peu le rythme de Sheyne-Stokes, le cœur ne présente toujours aucun souffle appréciable, si ce n'est un bruit de galop. Le foie s'est un peu tuméfié, il est douloureux à la pression, mesure 15 c. sur la ligne mammaire, et il est animé de battements synchrones aux pulsations ventriculaires. Le pouls jugulaire persiste.

Le 20 un souffle xiphoïdien systolique se fait entendre, et, le 22 on constate un pouls veineux jugulaire énorme. Le 25 on emploie la digitaline à la dose de 1 milligramme pendant cinq jours et le souffle xiphoïdien a disparu, mais les battements jugulaires et hépatiques persistent. Il sort le 1er juillet conservant encore les mêmes indices de l'insuffisance tricuspidienne.

Conclusion. — Insuffisance tricuspidienne manifestée par les pulsations jugulaires et hépatiques après la disparition du souffle.

CHAPITRE VI

ANATOMIE PATHOLOGIQUE ET COMPLICATIONS

Nous ne voulons pas décrire ici, cela va sans dire, les lésions pathologiques du cœur; notre but est simplement de présenter sous la forme la plus concise, les altérations que le foie, sous l'influence du reflux de l'insuffisance tricuspide, peut subir.

Il est aisé de comprendre ce qui se passe dans ce viscère une fois que la régurgitation est constituée. Il en résulte tout d'abord une hypertrophie dans tous les sens du foie, qui indique la dilatation et la congestion de ses vaisseaux. Sa forme n'est pas altérée, tant que cette hypertrophie n'est pas associée à d'autres modifications pathologiques; la capsule est tendue et la consistance du parenchyme hépatique est augmentée. Quand on y pratique une série de coupes, il se présente sous l'aspect d'une noix muscade.

On y aperçoit les lobules hépatiques; ils sont augmentés de volume et forment autant d'îlots obscurs au centre et grisâtres à la périphérie; les premiers désignent le siège des veines hépatiques, dilatées et congestionnées, les derniers, les ramifications de la veine porte. La périphérie du lobule est opaque, parce qu'elle est anémiée, relativement à la partie centrale, et parce que beaucoup de cellules hépatiques sont riches en granulations graisseuses, le sang des veines portes stagnant à la périphérie du lobule, et abandonnant aux cellules périphériques la graisse qui vient de la digestion. Ce n'est qu'au microscope, qu'on se rend mieux compte de ces deux colorations.

A une période plus avancée la stase sanguine étant persistante, ces vaisseaux se laissent distendre davantage et sur la surface de section on distingue une foule de pertuis (1), qui montrent que le calibre des veines sous-hépatiques est considérablement augmenté, et c'est à la dilatation de ces vaisseaux que revient la cause des battements expansifs du foie.

On conçoit que si cette cause continue pendant longtemps, elle finit par produire des altérations dans le parenchyme hépatique, telle qu'une atrophie pseudo-cirrhotique.

En effet, comprimées sans relâche par ces vaisseaux dilatés, les cellules placées au centre du lobule s'atrophient, disparaissent en partie ou elles sont atteintes d'un commencement de dégénérescence graisseuse ; une prolifération plus ou moins considérable du tissu conjonctif s'y produit et un tissu de nouvelle formation très vasculaire les remplace ; au contraire les cellules de la périphérie du lobule restent intactes.

En même temps la surface du parenchyme hépatique change d'aspect, elle devient granuleuse, et une sorte d'hiérarchie s'établit entre ces deux altérations. Plus l'atrophie augmente, plus les granulations deviennent distinctes.

Les granulations proviennent de ce que les veines centrales du lobule et les capillaires qui s'abouchent avec elles, c'est-à-dire les radicules des veines hépatiques, distendues sous la pression du sang en excès, amènent, par leur dilatation, l'atrophie des cellules situées entre les mailles de leur réseau.

Il ressort, en outre, de cet aperçu rapide des principales modifications du foie, que le tissu conjonctif nou-

(1) Mahot.

veau peut subir la rétraction fibreuse, cette rétraction arrive, comme dans la cirrhose, à comprimer les extrémités des capillaires de la veine porte qui se ramifient autour des cellules hépatiques. Si l'on se rappelle la circulation de la veine porte et la continuité de ce vaisseau avec les veines sus-hépatiques, on prévoit ce qui doit arriver. Par suite de l'obstacle au passage du sang de la veine porte dans les veines sus-hépatiques, celui-ci reflue et stagne dans les vaisseaux capillaires portes; il les distend et la pression intra-veineuse augmente. Or, nous savons quelle est la conséquence de ce double fait : stase sanguine et augmentation de la pression, c'est l'exosmose séreuse; le sérum du sang filtre à travers les parois valvulaires et s'épanche dans la cavité péritonéale. Dès lors l'ascite est constituée.

L'ascite donc que nous venons de voir succède à l'hypertrophie du foie, qui est sous l'influence de pulsations hépatiques. C'est la complication la première en date : elle précède presque toujours les œdèmes et l'anasarque, dont l'apparition indique une inflammation chronique du foie, laquelle amène à un accroissement considérable du stroma conjonctif, à un épaississement et à un ratatinement cirrhotique (Peter) (1).

Il peut en résulter aussi une albuminurie légère; Friedreich l'indique dans ses observations; Mahot ne l'a pas observé. Nos observations à nous font reconnaître aussi que cette constatation est possible et elle est consécutive, comme l'on sait, à la congestion passive du rein, congestion qui conduit à la dégénérescence protéique près des cellules épithéliales des tubuli. Ceux-ci laissent alors, selon Cornil, passer une certaine proportion de l'albumine du sérum.

(1) Peter, clinique médicale.

CHAPITRE VI

PRONOSTIC

Les pulsations hépatiques n'étant qu'un symptôme de l'insuffisance tricuspide, elles indiqueut le pronostic decette affection. Si l'on se reporte aux accidents qui la compliquent à une certaine période, les congestions précoces de différents viscères et du cerveau, l'ascite et les suffusions hydropiques dans le tissu cellulaire et dans les cavités séreuses, en un mot tout le tableau de l'asystolie, il en ressort que le pronostic est grave.

Il ne faut pas se désespérer cependant toutes les fois que l'on rencontre les pulsations hépatiques; car, si elles indiquent une maladie grave, on ne doit pas oublier non plus que celle-ci n'a pas la marche progressive des autres affections organiques du cœur, abstraction faite, bien entendu, de l'insuffisance tricuspidienne organique, aussi rare qu'exceptionnelle.

Cela s'explique, si l'on se rappelle les conditions étiologiques qui l'ont créée. Nous avons dit, en effet, qu'elle est due à une dilatation du ventricule droit, qui fléchit à la longue par l'obstacle que le sang rencontre en son libre cours; mais cette distention exagérée du ventricule n'est pas permanente, elle disparaît souvent avec la cause qui lui a donné naissance.

Ce n'est donc pas une lésion organique et définitive du cœur, mais une lésion purement fonctionnelle (obs. 44, 45, etc.).

Nous savons, en outre, qu'elle ne se rattache pas

toujours aux affections valvulaires du cœur gauche. En effet, si nous avons apporté des observations où l'insuffisance tricuspide a cette origine, d'autres parmi elles démontrent qu'elle se produit sans l'intervention du cœur gauche à la suite d'affections chroniques du poumon (obs. 11), de maladie de Bright (obs. 23, 24, etc.), de troubles gastro-hépatiques (obs. 43).

Il en résulte qu'elle est subordonnée à des causes variables. Il suffit, par conséquent, de s'enquérir de l'affection causale contre laquelle le médecin doit être armé ; la vaincre par un traitement approprié, s'il veut assister à son triomphe et voir disparaître l'éphialte par la porte qui lui a donné accès.

Les observations suivantes sont des exemples remarquables de pulsations passagères :

Observation XXIV (résumée).

Néphrite interstitielle. — Albumine. — Hypertrophie cardiaque. — Insuffisance tricuspidienne. — Pulsations hépatiques et pouls veineux jugulaire. — Souffle tricuspidien.

L... (Jean), âgé de 34 ans, s'est présenté souvent à la consultation de l'hôpital de la Charité depuis le 15 février 1887, avec une néphrite interstitielle accompagnée de palpitations fréquentes et de crises d'oppression vive. Le 22 février, on constatait une insuffisance tricuspidienne manifeste avec une matité précordiale dont la surface était de 256 c. ; le malade ayant été mis au régime lacté exclusif avait perdu 23 kilogrammes de son poids, les accidents dyspnéiques ont continué de se produire sous la forme paroxystique, en sorte que le malade se décide à entrer à l'hôpital le 10 juin de cette année. Au moment de l'entrée, on constatait encore l'existence d'une insuffisance tricuspidienne manifeste avec battements du foie, pouls vei-

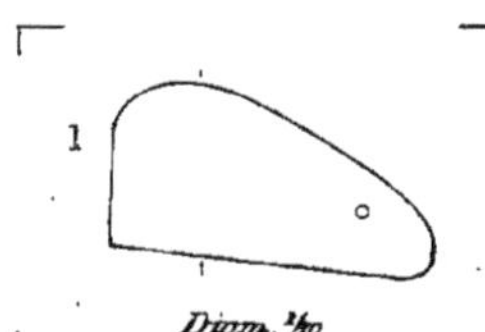

neux jugulaire et souffle tricuspidien. A partir de ce moment et par suite soit du traitement, soit d'influences hygiéniques diverses, on voit des alternatives répétées d'augmentations et de diminutions simultanées du volume du cœur et les signes de l'insuffisance tricuspidienne, notamment le pouls hépatique.

Ces alternatives sont faciles à constater sur les tracés suivants :

11 juin. 2. 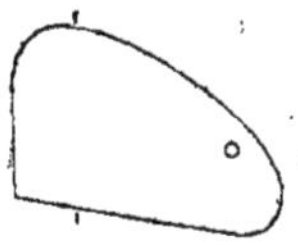 237c. Souffle tricuspidien très marqué, pouls veineux jugulaire, pulsation hépatique très évidente. On administre 1 milligramme de digitaline.

13 juin. 3. 170c. Souffle tricuspidien très léger, pas de pouls veineux jugulaire, pouls veineux, hépatique persistant.

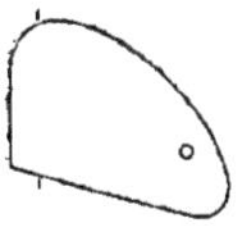

14 juin. 4. 205c. Souffle tricuspidien plus marqué, pouls veineux jugulaire très accentué, pouls hépatique persistant.

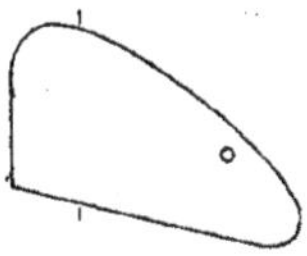

17 juin. 5. 175c. Pas de souffle tricuspidien, pulsation de la jugulaire exclusivement auriculaire, pulsation hépatique avec caractère semblable.

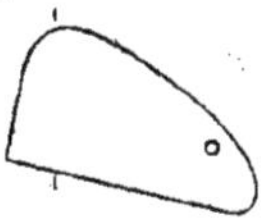

Diam. 1/10

Le 22, tout souffle et tout battement veineux a disparu et le malade sort de l'hôpital très amélioré.

Le 20 juillet, le malade revient à l'hôpital, ayant de nouveau les mêmes accidents. Depuis son départ, il n'a point tenté de travailler, il n'a commis aucun écart de régime et s'est tenu à peu près au régime lacté exclusif, mais il a accompli ses devoirs conjugaux avec zèle. On lui trouve l'état suivant :

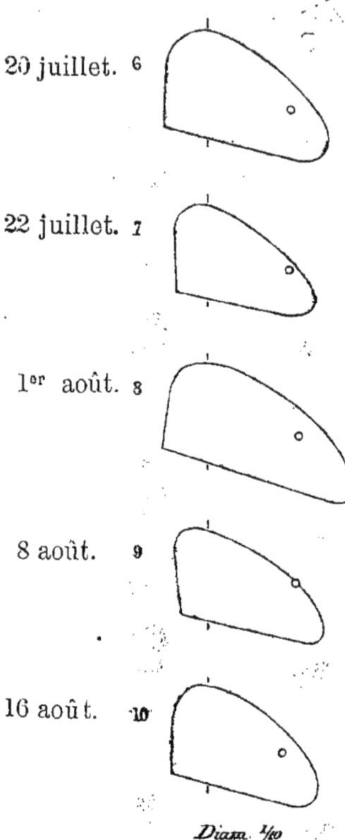

222c. Un souffle tricuspidien très manifeste, pouls veineux jugulaire, foie débordant les côtes avec une matité de 23c sur la ligne mammaire, pulsation hépatique très manifeste. Ce jour-là on administre 1 milligramme de digitaline.

150c. Le souffle tricuspidien extrêmement diminué, les pulsations jugulaires et hépatiques ont disparu.

248c. La dilatation cardiaque s'est progressivement rétablie, le souffle tricuspidien est devenu très intense, les pulsations jugulaires et hépatiques sont devenues manifestes. On administre 1 milligramme de digitaline.

168c. Le souffle tricuspidien et les pulsations jugulaires et hépatiques ont disparu.

181c. Le souffle tricuspidien est inconstant; au niveau des jugulaires, on constate seulement les pulsations du bulbe, les pulsations hépatiques sont très légères.

18 août. 11 — 185^{c}. Souffle tricuspidien très marqué, pouls veineux jugulaire et pouls hépatique très accentués, pouls très inégal à 123. On donne 1 milligramme de digitaline.

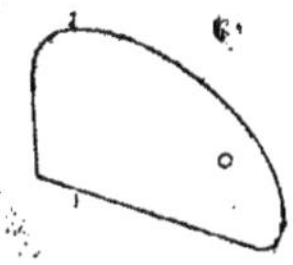

19 août. 12 — 138^{c}. Le pouls 72, beaucoup plus égal; souffle tricuspidien, pouls veineux jugulaire et pulsations hépatiques ont disparu ; volume du foie très diminué.

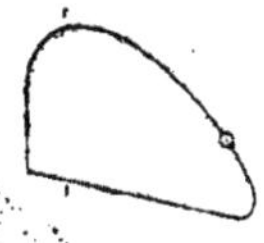

21 août. 13 — 179^{c}. Même absence des signes.

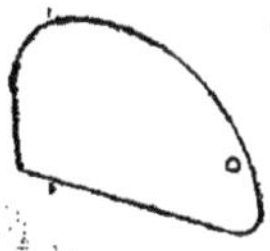

23 août. 14 — 205^{c}. Léger souffle tricuspidien, faible pulsation jugulaire et hépatique.

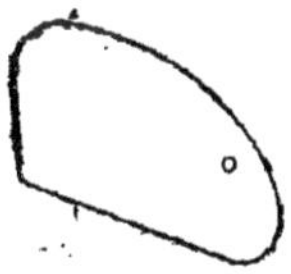

24 août. 15 — 170^{c}. Les mêmes signes persistent, mais d'une façon inconstante, apparaissant et disparaissant alternativement.

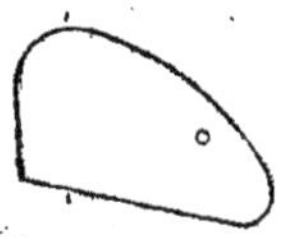

3 septembre. 16 — 185^{c}. Souffle tricuspidien léger, pulsations jugulaires et hépatiques également peu accentuées. On donne 1 milligramme de digitaline.

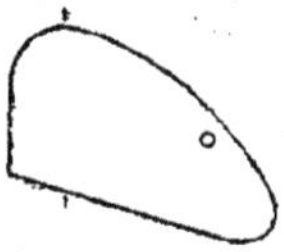

4 septembre. 17 — 173^{c}. Tous les signes de l'insuffisance tricuspide ont disparu.

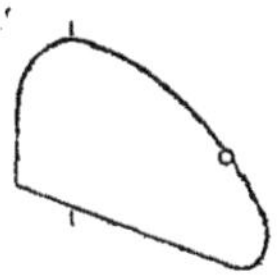

5 septembre. 18 — 168^{c}. Même état.

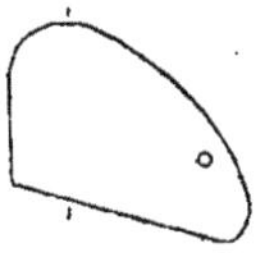

Diam. 2/10

Conclusion. — Insuffisance tricuspidienne fonctionnelle chez un malade atteint d'hypertrophie cardiaque d'origine brightique. Les oscillations de l'insuffisance et de ses signes, notamment de l'amplitude des pulsations hépatiques, suivent très régulièrement celles de la matité précordiale et par conséquent la dilatation du cœur

OBSERVATION XXV (personnelle).

Rétrécissement mitral. — Insuffisance tricuspide. — Pulsations hépatiques et pouls veineux jugulaire. — Souffle tricuspidien.

Le nommé F..., âgé de 41 ans, ébéniste, entré à l'hôpital de la Charité, dans le service de M. le professeur Potain, pour une affection cardiaque, ne présente dans ses antécédents, jusqu'à l'âge de 20 ans, aucune maladie sérieuse.

A cette époque, il eut une première attaque de rhumatisme subaigu généralisé, et dut garder le lit pendant deux semaines.

En 1888, une nouvelle attaque, analogue à la première, lui est survenue et l'a retenu encore au lit.

En janvier 1890, il fut atteint de la grippe, et pendant les huit jours de sa durée le malade a éprouvé de la toux, une expectoration peu abondante; son rétablissement fut prompt. C'est de cette époque cependant que le malade a ressenti les palpitations dont il se plaint, et il déclare avoir perdu l'appétit et avoir notablement maigri.

A ses palpitations vient se joindre une oppression, qui, en augmentant, a forcé notre malade de cesser depuis environ deux mois tout travail manuel et d'entrer à l'hôpital St-Antoine, afin de réclamer des soins pour son état.

Dès sa sortie de l'hôpital, son état s'étant amélioré, il a voulu reprendre son travail habituel, mais de nouveau il se voit forcé, au bout de quatre jours, de l'abandonner; il était très oppressé, et un œdème malléolaire accompagnait cette dyspnée.

Etat actuel. — Pouls régulier, 104 pulsations; la pression artérielle = 15 c. de mercure.

Cœur. — Le choc de la pointe est faible; elle bat dans le 6e espace intercostal. La matité précordiale est transversalement augmentée et la pointe dépasse de 6 c. en dehors le mamelon. L'auscultation décèle un roulement diastolique et un dédoublement du second bruit très net; le premier bruit est dur. En outre, le long du bord droit du cœur, un souffle systolique à tonalité très aiguë ; il remplit tout le petit silence et il est isochrone avec le premier bruit. De ces bruits anormaux, le diagnostic est posé :

Rétrécissement mitral.
Insuffisance tricuspide.

Le souffle systolique de l'insuffisance tricuspidienne est accompagné par d'autres signes très importants de cette lésion; nous voulons parler des pulsations hépatiques et jugulaires.

Les jugulaires, en effet, sont le siège d'un soulèvement très visible, qui coïncide exactement avec la systole ventriculaire. Le tracé pris par M. Potain a vérifié ce que l'œil a pu constater.

Le foie est augmenté de volume, il déborde le bord costal de plusieurs centimètres. La matité, mesurée sur la ligne mammaire, présente 17 c. 1/2 et 13 c. 1/2 sur la ligne médiane.

Si l'on applique la main sur ce point, on voit la main se soulever par un battement d'expansion qui répond également à la systole du ventricule droit.

Le 20 octobre, le malade a eu comme prescription 1 milligramme de digitaline.

Le 21. *Foie.* Sur la ligne du mamelon 15 c. de matité et 11 c. sur la ligne médiane. Les battements hépatiques, qui étaient encore appréciables hier, ne se sentent plus du tout; l'affaissement jugulaire, qui coïncide avec la diastole du ventricule, seul existe. On ne trouve également pas trace du souffle tricuspidien.

Le 22, le foie mesure, sur la ligne mammaire, 15 c. 1/2, sans battements appréciables; le souffle tricuspidien a réapparu; l'affaissement jugulaire est encore sensible.

Le malade ne se trouve plus oppressé, il dort bien, son état général est amélioré.

Les jours suivants, on constate que le souffle tricuspidien a complètement disparu ; le foie atteint le bord costal et il n'est plus accessible à la palpation, seul l'affaissement des jugulaires existe, mais à peine sensible.

La matité précordiale, mesurée encore le 28 octobre, montre une étendue de 1 centimètre de différence à peine avec le tracé pris le 18 octobre.

Or, l'augmentation, transversalement, de la matité du cœur n'ayant pas sensiblement diminué, explique l'existence encore de l'affaissement constaté au niveau des jugulaires, qui démontre que l'insuffisance tricuspidienne n'est pas tout à fait éteinte, malgré l'absence des battements hépatiques et du souffle. En effet, le souffle tricuspidien, par son absence, n'a pas modifié beaucoup le diagnostic d'une insuffisance tricuspidienne ; car le souffle peut manquer, si l'insuffisance est considérable; dans ce cas, le sang passe avec une telle facilité qu'aucun bruit ne se produit. Aucun bruit également peut ne se produire, lorsque la lésion est trop petite et l'oreillette ne se contractant pas avec assez d'énergie, le sang peut sourdre par toutes les fentes de la valvule tricuspide. De sorte que, malgré l'absence du souffle et des battements du foie, qui ne peuvent naturellement exister en ce moment par la simple raison que le foie n'est plus congestionné, il a repris sa loge et n'est pas accessible à notre observation ; malgré ce négatif, disons-nous, par la présence seule de l'affaissement des jugulaires, affaissement qui coïncide avec la diastole ventriculaire, le diagnostic d'une petite insuffisance tricuspidienne pourrait ce jour-là s'asseoir. Le soulèvement n'était pas sensible en même temps que l'affaissement des jugulaires, pour cette raison que l'oreillette ne se contractait pas avec assez d'énergie, de façon à augmenter le soulèvement physiologique de ces veines et le reflux ne se traduisait que par un affaissement diastolique

Mais les jours suivants, ce dernier phénomène peu à peu a disparu et aucun signe autre ne s'est depuis présenté à notre observation.

Conclusion. — Cessation des pulsations hépatiques sous l'influence du repos et de la digitaline, et pendant quelques jours insuffisance tricuspide manifestée seulement par l'affaissement diastolique des jugulaires.

Observation XXVI (résumée).

Insuffisance et rétrécissement mitraux. — Dilatation des cavités droites du cœur. — Insuffisance tricuspidienne. — Pulsations hépatiques et pouls jugulaire. — Souffle tricuspidien.

Madame S..., âgée de 35 ans, entre à l'hôpital de la Charité, le 5 juin 1889, elle est affectée d'un rétrécissement mitral avec insuffisance de la valvule, et depuis deux mois, à la suite d'un grand chagrin la dyspnée qu'elle avait d'habitude s'était exagérée progressivement. A son entrée le pouls est très petit, 140, le cœur est dilaté, surtout du côté des cavités droites et aux signes de rétrécissement mitral s'ajoute un souffle systolique doux le long du bord droit du cœur. Le foie augmenté de volume, dépasse les côtes de 5 travers de doigt, et il est animé de pulsations manifestes, ainsi que les jugulaires.

Le 8. Le pouls est abaissé à 108, le foie ne déborde plus que de 3 travers de doigts, ses battements sont beaucoup moins intenses, ainsi que ceux de la jugulaire.

Le 9. Le pouls est à 96, le souffle tricuspidien a disparu, et, bien que le foie soit encore gros et accessible, les battements de cet organe sont aussi disparus.

Conclusion. — Insuffisance tricuspidienne transitoire, cessation des pulsations hépatiques.

Observation XXVII (résumée).

Insuffisance et rétrécissement mitraux. — Albuminurie. — Insuffisance tricuspide. — Souffle tricuspidien, qui est remplacé de temps en temps par un claquement valvulaire net et doux. — Pulsations hépatiques et pouls jugulaire.

G... (Paul), âgé de 38 ans, entre à l'hôpital de la Charité, le 23 janvier 1888, avec un rétrécissement mitral et insuffisance de ses valvules, avec albuminurie. On constate en outre les signes de la lésion mitrale, un souffle systolique assez doux et grave, s'étendant le long diaphragmatique du cœur, souffle qui, de temps en temps, est remplacé par un claquement valvulaire net et doux. Le foie déborde les côtes de 3 travers de doigt, il est douloureux à la pression et le siège de battements très considérables.

Le pouls est à 120. La pression artérielle faible, présentée par 10 c. mercure.

Le 29. Le pouls est à 96, la pression est un peu élevée, 11-12 c. Le souffle le long du bord droit du cœur est moins accentué, les battements du foie ainsi que de la jugulaire ont notablement diminué. Les jours suivants le volume du foie diminue, et ses pulsations ainsi que celles de la jugulaire se réduisent à peu de chose.

Conclusion. — Lésion mitrale avec insuffisance tricuspidienne consécutive, battements hépatiques très considérables, disparaissant ensuite avec l'amélioration de l'état du malade.

Observation XXVIII (résumée).

Bronchite. — Accès d'asthme. — Hypertrophie cardiaque. — Insuffisance tricuspide. — Pulsations hépatiques et pouls veineux jugulaire.

C... (Jean-Baptiste), âgé de 57 ans, entre à l'hôpital de la Charité, le 25 janvier 1888, atteint antérieurement de bronchite depuis l'âge de 35 ans, puis d'accès d'asthme depuis un an; il a cessé son travail depuis six mois. A l'entrée on constate une toux fréquente, une dyspnée très prononcée, 24 respirations par minute, le pouls très inégal et irrégulier, 120, le murmure vésiculaire faible, accompagné de ronchus disséminé, et de pulsations manifestes du foie et de la jugulaire, synchrones avec les battements artériels. Le cœur est volumineux, matité très étendue, mesurant 200 c.

Le 31 janvier, ayant considérablement diminué, elle était réduite à 128 c., sous l'influence de la digitaline, prise les jours précédents. Le pouls est à 112, les pulsations hépatiques ont disparu de même que celles de la jugulaire. Le 3 février les oscillations du foie et de la jugulaire réapparaissent légèrement pour disparaître d'une façon définitive le 7 du même mois.

Conclusion. — Insuffisance tricuspidienne transitoire avec pulsations hépatiques et jugulaires.

Observation XXIX (résumée).

Asystolie survenue sans cause évidente et d'une façon progressive. — Signes de congestion pulmonaire aux deux bases. — Insuffisance tricuspide. — Pulsations jugulaires et hépatiques. — Souffle tricuspidien.

F... (Marie), âgée de 54 ans, entre à l'hôpital Necker le 1er septembre 1884, avec les signes d'une asystolie, survenue sans cause évidente et d'une façon progressive; en outre, avec des signes de congestion pulmonaire aux deux bases, on constate un souffle systolique de l'insuffisance tricuspidienne, et des pulsations jugulaires et hépatiques, qui correspondent à la systole ventriculaire. Après quelques jours de l'administration de la digitale, le pouls qui était à 108 est descendu à 88, la pression, très inégale, oscillante entre 13-17, atteint 22.

L'urine est abondante, il se produit quelques nausées, suivies de vomissements, mais le souffle tricuspidien, les battements veineux de la jugulaire et les pulsations du foie ont complètement disparu.

La malade sort améliorée le 24 octobre.

Conclusion. — Disparition assez rapide des pulsations du foie sous l'influence de la digitale.

Observation XXX (résumée).

Rétrécissement mitral. — Insuffisance tricuspide. — Pulsations jugulaires et hépatiques. — Souffle tricuspidien. — Congestion pulmonaire et hépatique. — Ascite et œdème des membres inférieurs. — Asystolie. — Hypertrophie cardiaque.

Th... (Joan), âgé de 53 ans, entre à l'hôpital Necker, le 23 avril 1883, pour une lésion mitrale, paraissant remonter à une date ancienne, peut-être à un rhumatisme contracté à l'âge de 14 ans. Au moment de son entrée il est en pleine asystolie, avec des battements du cœur précipités, irréguliers et indistincts; des signes de congestion pulmonaire et hépatique, de l'ascite et œdème des membres inférieurs, toutefois sans albuminurie.

Le lendemain les irrégularités ayant diminué, on constate un souffle systolique étendu le long du bord droit du cœur; celui-ci est volumineux et mesure 18 c. le long de son bord droit et 14 c. du bord gauche du sternum.

Les veines jugulaires sont le siège d'un soulèvement qui débute au moment de la présystole et se prolonge jusqu'à la fin de la systole cardiaque. Le foie est le siège de battements semblables.

Le 27 le pouls veineux jugulaire s'est atténué, et les pulsations hépatiques ont complètement disparu.

Le 2 mai, avec le ralentissement notable du pouls et l'amélioration de l'état général, le souffle systolique lui-même a presque complètement disparu.

Mais on constate d'une façon plus précise les signes du rétrécissement mitral.

Le 20 juin, les pulsations jugulaires et hépatiques apparaissent de nouveau momentanément.

Le 4 septembre, le malade se trouvant bien peut se rendre à Vincennes. Dans ce voyage, étant impressionné par le froid, il fut pris de nouveau d'asystolie et il revient le 10, ayant la face cyanosée, les jambes tuméfiées, avec des battements jugulaires et hépatiques apparents, et un souffle tricuspidien manifeste.

Après diverses oscillations, le 18 novembre son état s'est aggravé, le pouls est à 132, très inégal, le foie devenu volumineux déborde les côtes de 6 centimètres, et il est animé de battements intenses. Les pulsations jugulaires sont également très considérables au niveau du bulbe et il se produit un souffle de régurgitation au-dessus de la valvule de la veine jugulaire. Sous l'influence du repos et de la digitale le pouls a repris un peu plus de force, a passé de 17 1/2 à 19 c. Le foie a diminué de volume et ses pulsations ont considérablement diminué; cependant le pouls veineux est devenu plus évident au niveau de la jugulaire, sa valvule étant forcée, et le souffle a disparu.

Le 20, le pouls est à 108, il y a 2 litres 1/2 d'urine, les

signes de l'insuffisance tricuspidienne sont entièrement disparus, mais on constate ensuite des signes d'apoplexie pulmonaire.

Après diverses oscillations, au mois de janvier 1884, les accidents de l'asystolie se reproduisent avec réapparition du souffle tricuspidien et pulsations jugulaires et hépatiques. Les mêmes accidents réapparaissent au mois d'avril, puis au mois de juin, et chaque fois sous l'influence de petites doses de digitaline tous ces signes s'effacent peu à peu complètement. Le foie tuméfié revient à ses limites normales et cesse de battre si bien que le 11 juin, sa matité ne mesure sur la ligne mammaire pas plus de 12 c.

Conclusion. — Battements hépatiques paraissant et disparaissant alternativement avec signes de l'asystolie, cessation parfois très prompte sous l'influence de la digitale.

Observation XXXI (résumée).

Insuffisance mitrale. — Insuffisance tricuspide. — Pulsations hépatiques. — Hypertrophie cardiaque.

Th... (Germain), âgé de 50 ans, entre à l'hôpital Necker, le 19 avril 1883, pour des accidents pulmonaires et dyspeptiques avec vomissements qui paraissent avoir une origine alcoolique, accidents qui remontent à six semaines.

A son entrée on constate les signes d'une hypertrophie du cœur avec insuffisance mitrale et tricuspidienne. Le foie déborde les côtes et il est animé de battements synchrones aux systoles ventriculaires; l'état néanmoins s'améliore et le malade sort le 10 mai.

Conclusion. — Battements du foie accompagnant une insuffisance tricuspidienne, dans l'espace d'un mois, amélioration suffisante pour que le malade puisse reprendre ses occupations.

Observation XXXII (résumée).

Néphrite interstitielle. — Bruit de galop et urines albumineuses. — Hypertrophie cardiaque. — Insuffisance tricuspidienne. — Pulsations hépatiques et pouls jugulaire. — Souffle tricuspidien.

M... (Jacob), 48 ans, entré à l'hôpital Necker le 5 janvier 1882, pour une néphrite interstitielle dont les premiers indices remontent au mois d'août de l'année précédente. A l'entrée, le cœur est volumineux, sa pointe dans le 6e espace, la matité mesure 16 c. le long du bord droit et 12 c. le long du bord gauche du sternum ; bruit de galop, souffle systolique assez aigu, sans propagation vers l'aisselle, se propageant au contraire très manifestement vers l'extrémité inférieure du sternum.

Urine notablement albumineuse, pouls veineux jugulaire, foie peu volumineux, mais animé de battements évidents, qui coïncident avec la systole ventriculaire.

Le 9 janvier, le souffle tricuspidien est devenu très faible, le foie dépasse le bord costal d'environ 2 centimètres ; les battements jugulaires et hépatiques ont beaucoup diminué.

Le 13, sous l'influence de la digitaline, à la dose d'un milligramme, la quantité d'urine a passé de 500 c. cubes à 1.750 c.

Le pouls est à 112, le souffle tricuspidien existe à peine, le foie ne dépasse plus que d'un centimètre et demi dans l'épigastre, et ses battements sont à peine perceptibles.

Le 15, le pouls est à 92, il a y 4 litres d'urine, le souffle tricuspidien est devenu intermittent et ne s'étend plus qu'à la fin de l'inspiration.

Le 16, le pouls est à 88, il n'y a plus aucun souffle, aucune trace du pouls veineux, ni jugulaire, ni hépatique ; l'albumine persiste dans l'urine.

Le malade reste dans le service jusqu'au 10 avril sans que le souffle, ni les pulsations hépatiques et jugulaires aient reparu.

Conclusion. — Pulsations hépatiques disparaissant avec l'insuffisance tricuspide sous l'influence de la digitale.

Observation XXXIII (résumée).

Insuffisance mitrale. — Insuffisance tricuspide. — Pulsations hépatiques et pouls veineux jugulaire. — Le souffle tricuspidien disparaît. — Vers l'épigastre bruit de galop.

R... (Jules), âgé de 52 ans, entre à l'hôpital Necker, 16 mars 1882, pour une affection remontant à environ trois mois, caractérisée par la dyspnée constante, une toux fréquente avec expectoration spumeuse, des accès d'orthopnée, accompagnés de palpitations et dans les derniers temps œdème des membres inférieurs.

A l'entrée, on constate en outre les signes de congestion pulmonaire, une augmentation assez considérable du cœur, la matité mesurant 18 c. le long du bord droit du cœur, et 14 c. le long du bord gauche du sternum ; un souffle systolique à jet de vapeur remplissant tout le petit silence, ayant son maximum à la pointe, et présentant un peu au-dessus les caractères d'un piaulement. Les veines jugulaires distendues sans oscillations appréciables, pas de battements du foie.

Le 3 avril, les accidents ayant persisté de même que le souffle de la pointe avec son caractère sibilant, on en trouve un second vers l'appendice xiphoïde également systolique, mais avec un caractère doux et grave. Pouls veineux des jugulaires, foie volumineux et animé de battements qui coïncident avec la systole ventriculaire.

Le 5, le pouls étant à 112 on commence l'emploi de la digitaline de Nativelle à la dose d'un milligramme à solution alcoolique.

Le 8. La dose est portée à un milligramme et demi.

Le 9. Le pouls est à 104, il y a eu 3 litres d'urine, l'œdème a diminué de moitié, l'état du malade est très amélioré. Le souffle systolique de la pointe persiste seul. Vers l'épigastre, bruit de galop, le foie a repris son volume normal et les battements hépatiques ont disparu.

Le 17 avril. Le pouls est à 96 le cœur a diminué de volume, et sa matité ne mesure plus que 15 c. le long du bord droit, et 12 c. le long du bord gauche du sternum. Si bien que l'étendue de la matité qui présentait 209 c. se trouve réduite à 149 c.

Le 15 mai. Le souffle xiphoïdien a reparu, mais le foie est

rétracté, il n'est pas accessible à la main ; ensuite le souffle cardiaque a disparu, le galop seul persiste.

Au mois de juin suivant des accidents urémiques surviennent, la respiration de Cheyne-Stokes, délire et le malade succombe le 7 de ce mois.

Autopsie. — On trouve le cœur dilaté, surtout du côté des cavités droites, la mitrale insuffisante, mais tout juste suffisante ; la tricuspide insuffisante à l'épreuve de l'eau, quand le ventricule est distendu par le liquide, devient tout à fait suffisante aussitôt qu'on soulève la pointe du cœur ; foie muscade, volumineux, congestionné avec infarctus disséminés.

Conclusion. — Battements hépatiques transitoires, disparaissant sous l'influence de la digitale et du retrait consécutif du volume du cœur.

Observation XXXIV (résumée).

Insuffisance mitrale et rétrécissement mitral. — Insuffisance tricuspide. — Pulsations hépatiques et jugulaires. — Souffle tricuspidien.

N... (Désiré), 34 ans, entré le 26 mars 1881, à l'hôpital Necker, avec les signes de rétrécissement mitral et insuffisance de ses orifices, présente en outre une insuffisance tricuspide, caractérisée par un souffle systolique, propagé vers l'épigastre avec pouls jugulaire et hépatique. Il sort le 13 avril très amélioré.

Conclusion. — Exemple de l'amélioration rapide.

Observation XXXV (résumée).

Insuffisance mitrale. — Insuffisance aortique. — Insuffisance tricuspide. — Pulsations hépatiques et pouls veineux jugulaire. — Souffle tricuspidien. — Ascite.

L... (Elise) âgée de 35 ans, entrée à l'hôpital Necker, le 26 mars 1881, sans aucune autre maladie antérieure, qu'une fièvre typhoïde à l'âge de 14 ans, présentait les signes de l'insuffisance mitrale et aortique. En même temps les signes de l'insuffisance tricuspide, caractérisée par un souffle systolique, gagnant vers l'épigastre et des battements veineux jugulaires et hépatiques.

Enfin un épanchement ascitique assez abondant pour qu'on soit obligé, quatre jours après, de pratiquer la paracentèse (8 litres). Quinze jours après, une nouvelle paracenthèse est nécessaire, l'état de la malade se trouve amélioré et elle demande à sortir de l'hôpital.

Conclusion. — Atténuation des battements hépatiques après le repos et la paracentèse.

Observation XXXVI (résumée.)

Insuffisance mitrale. — Dilatation assez considérable du cœur. — Insuffisance tricuspide. — Pulsations hépatiques et pouls veineux jugulaire.

B..., âgé de 51 ans, entré à l'hôpital Necker, le 8 août 1878, avec les signes d'une insuffisance mitrale consécutive à un rhumatisme datant de deux ans et demi ; une dilatation assez considérable du cœur droit (18 sur 14), offrant en outre à son entrée des pulsations jugulaires et hépatiques des plus manifestes. Le foie volumineux, mesure 23 c. Neuf jours après, l'état du malade était amélioré, sous l'influence du repos et de la digitale, le foie avait diminué de volume, ne mesurait plus sur la ligne mammaire que 20 c. Les pulsations hépatiques avaient complètement disparu.

Conclusion. — Cessation des pulsations hépatiques sous l'influence du repos et de la digitale.

Observation XXXVII (résumée).

Insuffisance et rétrécissement aortiques. — Insuffisance mitrale. — Insuffisance tricuspide. — Pulsations hépatiques, pouls veineux jugulaire et souffle tricuspidien.

B... (Antoine), âgé de 60 ans, entré à l'hôpital Necker, le 25 mars 1878, présentait les signes d'un rétrécissement et d'une insuffisance aortiques, de l'insuffisance mitrale, et enfin, il avait une insuffisance tricuspide, caractérisée par un souffle systolique grave et doux le long du bord droit du cœur.

Un pouls veineux jugulaire manifeste, une augmentation notable du volume du foie et des pulsations hépatiques correspondant à la systole ventriculaire. Le cœur très notablement augmenté de volume (16 1/2 sur 11). Il peut sortir le 30 mai, 5 jours après, assez amélioré pour que les signes de l'insuffisance soient disparus.

Conclusion. — Disparition rapide des signes de l'insuffisance tricuspide sous l'influence du repos.

Observation XXXVIII (résumée).

Bronchite et emphysème. — Dyspnée intense. — Dilatation secondaire du cœur. — Insuffisance tricuspide isolée. — Pulsations hépatiques et pouls veineux jugulaire. — Souffle tricuspidien.

M... (Auguste), âgé de 48 ans, entre le 16 mars 1889, à l'hôpital de la Charité, pour une bronchite avec emphysème, donnant lieu à une dyspnée intense, avec dilatation secondaire du cœur, présentant à son entrée les signes de l'insuffisance tricuspidienne isolée, et caractérisée par un souffle systolique faible, étendu le long du bord droit du cœur, et des pulsations évidentes au niveau des jugulaires et du foie. Le 25 le souffle tricuspidien existait encore, mais très léger, de même que le pouls veineuxjugulaire, le foie était encore accessible, mais il cesse de battre.

Conclusion. — Insuffisance tricuspidienne consécutive à la bronchite et emphysème, pulsation hépatique transitoire.

Observation XXXIX (résumée).

Insuffisance mttrale. — Rétrécissement mitral. — Insuffisance tricuspide. — Pouls hépatique et jugulaire. — Souffle tricuspidien.

L... (Désiré), âgé de 39 ans, entré le 25 août 1887 à l'hôpital de la Charité avec les signes de rétrécissement mitral, compliqué de l'insuffisance valvulaire.

Le 4 février, on constate pour la première fois un pouls hépatique avec des oscillations jugulaires. Au cœur un souffle systolique à la pointe qui se propage vers la partie inférieure du sternum.

Le 28 le foie est légèrement douloureux, il a du subictère, mais on ne constate aucune pulsation, ni jugulaire, ni hépatique.

Le 18 mars, à la suite d'une période pendant laquelle il apparaît un urticaire abondant, le pouls jugulaire et hépatique réapparaissent.

A la suite les pulsations jugulaires et hépatiques cessent et réapparaissent alternativement.

Conclusion. — Pulsations hépatiques intermittentes.

OBSERVATION XL (résumée).

Insuffisance mitrale. — Rétrécissement mitral. — Insuffisance tricuspide. — Pulsations hépatiques et pouls veineux jugulaire. — Souffle tricuspidien.

P..., âgé de 48 ans, puisatier, entré à l'hôpital Necker, le 21 juillet 1881, avait eu trois attaques de rhumatisme entre 14 et 17 ans. Depuis 1870 souffrait d'oppression et de palpitations, présentait au moment de son entrée des signes de rétrécissement mitral avec l'insuffisance de ses orifices. Le foie débordait les côtes de trois doigts et n'était animé d'aucun mouvement. Quatre jours après seulement on constatait, avec des douleurs nouvelles, survenues à la région du foie, des pulsations de cet organe, coïncidant avec les systoles ventriculaires, et en même temps un pouls veineux jugulaire vrai et un souffle de l'insuffisance tricuspidienne. Ces signes persistent pendant trois mois que dure le séjour du malade à l'hôpital, toutefois avec des alternatives de diminution et d'augmentation. Ces diminutions se produisent principalement après l'administration de la digitaline qui réduit considérablement le nombre des battements du cœur et augmente la diurèse.

Conclusion. — Oscillations des pulsations hépatiques sous l'influence de la digitale.

Observation XLI (résumée).

Rétrécissement mitral. — Insuffisance mitrale.— Dilatation du cœur, la pointe dans le 6e espace à 5 c. en dehors du mamelon. — Symphyse cardiaque généralisée. — Insuffisance tricuspide. — Pulsations hépatiques. — Pouls veineux jugulaire tardif. — Souffle tri cuspide.

G... (Louis) âgé de 37 ans, le 5 anvier 1887, entre à l'hôpital de la Charité pour la première fois, avec un rétrécissement mitral, accompagné de l'insuffisance valvulaire, et une dilatation du cœur, suffisante pour porter la pointe dans le 6e espace à 5 c. en dehors du mamelon. A cette époque le foie était de volume normal, on ne constatait, d'ailleurs, aucun signe de l'insuffisance tricuspidienne. Le 23 janvier pour la première fois, on constate, comme unique indice de cette insuffisance, les battements hépatiques, sans qu'il eût encore ni souffle tricuspidien appréciable ni trace du pouls jugulaire. Après un séjour de deux mois à l'hôpital, le malade peut retourner chez lui, et il revient à l'hôpital au mois d'octobre. A cette époque, il présente un souffle systolique le long du bord droit du cœur, et des pulsations veineuses de la jugulaire. Le foie mesure 16 c. 1/2 sur la ligne mammaire, et il est animé de battements systoliques très nets.

Le 29 tous ces signes ont diminué d'une façon notable.

Le 11 novembre le foie se congestionne de nouveau, on lui trouve 24 c. sur la ligne mammaire ; le souffle tricuspidien a pris une grande intensité.

Le 15 janvier suivant, l'état du malade s'étant amélioré sous l'influence de la digitale, administrée à plusieurs reprises les pulsations sont faibles et celles de la jugulaire ne sont plus perceptibles au niveau du bulbe.

Le 12 février, le souffle tricuspidien est devenu fort léger, le pouls jugulaire persiste eucore un peu, et les battements hépatiques ont disparu, bien que le foie déborde de 2 travers de doigt.

Le 25, il n'a plus aucun indice de l'insuffisance tricuspidienne ; ces indices réapparaissent le 5 mars avec les pulsations hépatiques seulement.

Le 7 avec un léger souffle et un peu de pulsations jugulaires, ajoutées aux pulsations hépatiques qui existent de nouveau seules le 9 du mois.

Le 11, le souffle est intermittent, apparaissant et disparaissant alternativement. Pendant le mois d'avril le foie se tuméfie de nouveau, il devient douloureux, il mesure 19 c. sur la ligne mammaire, et il est le siège de battements très marqués. Un mois plus tard, en mai, cette hyperémie hépatique a disparu et les battements sont devenus très faibles, bien que les pulsations jugulaires et le souffle persistent.

Le 11 juin, le foie de nouveau tuméfié et douloureux descend jusqu'à l'ombilic. Des oscillations analogues se montrent au cours du mois d'octobre; sous l'influence de digitaline, on voit le foie, qui descendait jusqu'au niveau de l'ombilic, se réduire en 4 jours de 4 centimètres, en même temps, tous ces battements diminuent considérablement d'intensité.

Si bien que, 8 jours plus tard, il ne déborde plus que de 2 travers de doigt, et ne présente plus que des pulsations à peine appréciables.

Enfin, 15 jours après, le foie étant entré sous les côtes, du côté de l'hypochondre, fait sentir cependant encore des pulsations dans l'épigastre, quoique d'une façon peu sensible.

Des oscillations aussi bien considérables se produiseut alternativement, le 1er janvier de l'année suivante.

Le 8 février, tout signe de l'insuffisance tricuspidienne a notamment disparu pour se reproduire à des degrés variables, quelque temps après. Pendant quelque temps le foie bat seul et les jugulaires ne présentent aucune oscillation.

Au mois de janvier 1890, le malade, étant toujours à peu près dans le même état, est pris d'une grippe intense avec broncho-pneumonie à laquelle il a succombé, ayant manifesté toujours des battements du foie.

Autopsie. — On constate une symphyse cardiaque générale. l'orifice mitral est le siège d'un rétrécissement très marqué avec de l'insuffisance de la valvule. La tricuspide est épaissie le long de ses bords, mais ceux-ci sont souples et suffisent pour fermer l'orifice. Le foie est peu volumineux, présentant à la coupe l'aspect du foie muscade et sa consistance est celle d'un chiffon mouillé.

Conclusion. — Pulsation hépatique intermittente, variable, indiquant parfois seule l'insuffisance tricuspidienne et se reproduisant avec persistance pendant trois années, bien que l'insuffisance tricuspide fût simplement fonctionnelle.

D'après les observations précédentes nous sommes en droit de conclure que, sous l'influence du repos, de la digitale ou d'un traitement approprié, il est souvent permis d'espérer que le cœur retrouvera son énergie contractile; la dilatation de ses cavités droites peut disparaître avec les signes de l'insuffisance tricuspide. C'est ce que l'on constate surtout dans notre observation 24 où les symptômes de l'inocclusion de la tricuspide alternativement disparaissent et réapparaissent sous l'influence de l'augmentation et de la diminution du volume du cœur et notamment les pulsations hépatiques, si manifestement mises en parallèle avec les tracés, reproduits à cet égard.

Mais lorsque, chez un malade, atteint de l'insuffisance tricuspide,lessymptômes qui la caractérisent persistent malgré le ménagement du cœur, le repos et le traitement auquel il fut soumis, le pronostic change, le cœur ne pouvant trouver son énergie fonctionnelle, on peut assister au progrès de sa lésion. Dans ces cas aussi on peut conclure en faveur d'une lésion organique de la valvule tricuspide, le traitement étant devenu le critérium du diagnostic. L'observation suivante donne du poids à cette opinion.

Observation XLII (résumée).

Rétrécissement mitral. — Insuffisance tricuspide. — Pulsations hépatiques manifestes. — Pouls veineux jugulaire léger. — Souffle tricuspidien.

C... (Marie), âgée de 31 ans, entre à l'hôpital Necker, le 9 octobre 1884, présentant à son entrée les signes de rétrécissement mitral qui est dû à deux attaques de rhumatisme articulaire aigu, dont la première remonte à 1879 ; en outre, on constate à l'extrémité inférieure du sternum un souffle systolique, qui paraît pouvoir être rapporté à la tricuspide; des oscillations très légères au niveau des jugulaires, et des battements hépatiques manifestes.

Le pouls est fréquent à 128,la pression artérielle faible à 14c. de mercure.

Sous l'influence du repos et de petites doses de digitaline les accidents s'atténuent et la malade peut sortir de l'hôpital, le 3 avril, conservant encore les signes de l'insuffisance tricuspidienne.

Conclusion. — Pulsations hépatiques, signes prédominants de l'insuffisance tricuspide, cette insuffisance, probablement organique, persiste malgré l'amélioration par le traitement.

Les observations suivantes se rapportent au chapitre Pronostic, dans lequel nous y avons fait allusion et qui ont trait à l'insuffisance purement fonctionnelle.

Observation XLIII (résumée).

Alcoolisme. — Troubles gastro-hépatiques. — Ictère. — Insuffisance tricuspide. — Pulsations hépatiques et pouls jugulaire vrai. — Foie volumineux et grosse rate.

F... (Charles), âgé de 48 ans, entre à l'hôpital de la Charité, le 14 mars 1888; il a fait, depuis l'âge de 25 ans, des excès alcooliques habituels. Deux ans avant son entrée à l'hôpital, il est pris, à la suite d'une émotion très profonde, et l'impression d'un froid intense, d'accidents caractérisés par des troubles digestifs et un ictère qui ne disparut que très lentement, si bien qu'il ne put sortir de l'hôpital qu'au bout de quatre mois. Depuis il est resté faible et incapable de tout travail exigeant quelque effort.

A son entrée, le ventre est ballonné, le foie et la rate sont volumineux, le pouls est irrégulier, petit et dépressible.

Au cœur on constate un souffle systolique longeant le long du bord droit du cœur, un pouls jugulaire vrai et des battements hépatiques. Pendant la durée du séjour du malade dans la salle, jusqu'au mois de juillet, les signes de l'insuffisance tricuspide avec les battements hépatiques persistent avec des alternatives qui augmentent et diminuent.

Conclusion. — Dilatation de la cavité droite avec insuffisance tricuspide consécutive aux troubles gastro-hépatiques et battements du foie d'une intensité exceptionnelle.

Observation XLIV (résumée).

Insuffisance tricuspidienne avec ses signes habituels. — Hypertrophie cardiaque.

M..., entré à l'hôpital Necker, le 10 mars 1877, sans autres antécédents pathologiques qu'une fièvre typhoïde et présentant les signes de l'insuffisance tricuspidienne, meurt trois jours après.

Autopsie. — On trouve le cœur volumineux, pesant 470 gr. aucune lésion dans les cavités gauches, la valvule tricuspide épaissie, mais suffisante pour clore l'orifice. Cependant, lorsqu'on distend la cavité ventriculaire par une certaine quantité d'eau, les valvules s'écartent et laissent passer le liquide, elles se rapprochent et l'insuffisance disparaît pour peu qu'on parvienne à soulever la pointe du cœur.

Conclusión. — Exemple d'une insuffisance tricuspide fonctionnelle, déterminée exclusivement par la dilatation du ventricule,

Observation XLV (résumée).

Insuffisance mitrale. — Rétrécissement mitral. — Souffle diastolique à la base. — Cœur volumineux, la pointe bat dans le 6e espace. — Dyspnée, toux fréquente, troubles dyspeptiques. — Insuffisance tricuspide. — Pulsations hépatiques et pouls veineux jugulaire. — Souffle tricuspidien.

L... (Félix), âgé de 25 ans, entre à l'hôpital de la Charité le 29 novembre 1886, affecté antérieurement d'attaques répétées de rhumatisme, depuis l'âge de 7 ans; présente à son entrée des signes de rétrécissement mitral avec insuffisance valvulaire; en outre, on trouve à la base un souffle diastolique qui succède immédiatement au second bruit, très éclatant, aucun indice de l'insuffisance tricuspide. Cœur assez volumineux, la pointe bat dans le 6e espace.

Le 19 décembre, ayant présenté pendant les jours précédents beaucoup de dyspnée et une toux fréquente, sans que le foie parût augmenté de volume, commence à éprouver à partir du 18 des troubles dyspeptiques plus marqués, la soif vive, de l'inappétence, beaucoup d'oppression, les urines sont devenues rares. Le pouls est à 116, très inégal, et la pression s'est abaissée à 9 c. 1/2.

Ce jour-là, on constate pour la première fois l'existence d'un souffle tricuspidien, le foie s'est tuméfié et mesure 20 c. sur la ligne mammaire, on constate en même temps un pouls jugulaire assez prononcé.

Le lendemain 20, à la suite de l'administration de la digitaline, le pouls est à 76 et la pression artérielle 12 c. Le foie ne mesure plus que 18 c. Le soufffe tricuspidien existe à peine, les pulsations hépatiques sont difficilement perceptibles.

Le 21, le souffle tricuspidien est représenté par un bruit très court et aigu, le foie qui a cessé d'être douloureux n'a plus que 15 c. sur la ligne mammaire, on ne constate aucun battement. Les jugulaires sont encore animées de pulsations très évidentes; mais ces pulsations précèdent la systole ventriculaire et c'est l'affaissement qui coïncide avec celle-ci. Ces pulsations paraissent donc être d'origine purement auriculaire. Le malade demeura à l'observation jusqu'au 28 mars 1887, époque à laquelle il succomba avec des phénomènes d'asphyxie. Dans tout cet intervalle les battements ont reparu et disparu alternativement ainsi que les autres signes de l'insuffisance tricuspidienne.

Autopsie. — On constate la lésion de la mitrale convertie en une fente formant boutonnière et dont le pourtour est devenu calcaire, elle est absolument insuffisante. Les sigmoïdes aortiques sont épaissies. La tricuspide ne présente aucune lésion, et bien que le ventricule droit soit distendu, elle paraît suffisante à l'épreuve de l'eau.

Le foie présente un volume sensiblement normal, et par place seulem nt a l'aspect du foie muscade.

Conclusion. — Insuffisance tricuspide, manifestée par ses signes habituels, y compris les battements hépatiques, sans lésion aucune de la valvule, intermittente et souvent réitérée, n'existant pas à l'autopsie.

CHAPITRE VII

APERÇU GÉNÉRAL. — CONCLUSIONS.

D'après cet exposé et de la lecture de nos diverses observations, il ressort une doctrine qui peut se résumer en deux phrases : les pulsations hépatiques appartiennent à la glande hépatique elle même ; elles ne sont pas des mouvements transmis par le cœur ou par l'aorte.

Quant à leur pathogénie, nous sommes en droit d'admettre deux origines : l'insuffisance tricuspide et l'hypertrophie de l'oreillette droite, dont la conséquence est la production d'une régurgitation qui s'opère dans toutes les veines sus-hépatiques au moment de la systole du ventricule droit ou de l'oreillette correspondante.

Comment fera-t-on maintenant le diagnostic de ces deux variétés du pouls hépatique ?

Lorsqu'on se trouvera en présence d'un malade avec dilatation des cavités droites du cœur, avec hypertrophie du foie, et qu'on observera chez lui les pulsations hépatiques, telles que nous les avons décrites, coïncidant avec la systole du ventricule droit, on n'hésitera pas à affirmer qu'il y a inocclusion de la valvule tricuspide.

Si, au contraire, il n'y a pas une concordance manifeste entre ces pulsations et la systole du ventricule, caractérisée par le pouls radial, si elles précèdent manifestement le pouls de la radiale, on peut conclure à la non-existence de l'insuffisance tricuspide et les attribuer à la contraction énergique de l'oreillette droite.

En d'autres termes, dans l'insuffisance tricuspide le

pouls veineux hépatique est systolique, tandis qu'il est présystolique, lorsqu'il est d'origine auriculaire.

Pour percevoir les pulsations hépatiques d'origine de l'insuffisance tricuspide, ou le vrai pouls veineux hépatique, et celles d'origine auriculaire ou le faux pouls veineux hépatique, on cherchera d'abord par la percussion les limites du foie qui déborde les fausses côtes, et on y recherchera les pulsations en déprimant légèrement la paroi abdominale au niveau de l'épigastre et de l'hypochondre droit, et, au besoin, on peut avoir recours à la méthode graphique, par le procédé si ingénieux de M. Potain.

En nous basant sur le fait constaté dans nos deux observations 21, 22, nous sommes en droit d'admettre la possibilité de l'association, dans l'insuffisance tricuspide, de ces deux variétés du pouls veineux hépatique, c'est-à-dire l'existence des pulsations auriculaires et ventriculaires.

En récapitulant les symptômes que nous avons trouvés dans nos observations, nous admettons que le vrai pouls hépatique est un des premiers signes de l'insuffisance tricuspide, il précède presque toujours les pulsations jugulaires, qui peuvent être mises au point de vue du diagnostic au second rang, parce qu'elles apparaissent longtemps après le battement du foie.

Nous l'avons constaté seul dans nos observations 6, 7, etc., sans pouls jugulaire, répondant à la systole du ventricule droit et succédant immédiatement au choc de la pointe du cœur, et le diagnostic en fut nettement posé. Voilà donc la valeur diagnostique incontestable du vrai pouls veineux hépatique, et il est permis de se demander si, en l'absence de ce symptôme, le diagnostic de l'insuffisance tricuspide aurait pu se faire. La question n'est pas difficile à résoudre.

Nous avons en effet, des faits cliniques où le vrai pouls veineux hépatique faisant défaut, l'insuffisance tricuspide cependant s'est fait jour par le vrai pouls veineux jugulaire et le souffle tricuspidien.

Il serait donc téméraire de nier que les pulsations hépatiques ne peuvent manquer dans l'insuffisance tricuspide. C'est ce qu'il ressort de ce fait de nos observations 11, 12, 13, où les pulsations hépatiques faisaient défaut, parce que la glande hépatique n'était pas congestionnée ou avait subi une rétraction scléreuse.

Or, ces pulsations se produisant dans le foie, il est indispensable qu'il soit congestionné, accessible à la main qui le palpe. et qu'il ne soit pas sclérosé.

Une pareille opinion conduirait à cette hypothèse, que le vrai pouls veineux jugulaire avec le souffle tricuspidien peut à son tour établir l'existence d'une insuffisance tricuspide et ce ne serait pas une erreur, malgré le négatif de Friedreich.

Pour ce qui est du pronostic des pulsations hépatiques, nous pensons qu'elles peuvent être transitoires toutes les fois que l'inocclusion de la valvule tricuspide est la conséquence d'une dilatation passive du cœur droit, due à une influence quelconque. D'ailleurs, ainsi qu'on l'a vu, dans un certain nombre de cas (obs. 25, 26, 27, 28, 29, 30, 31, 32, 33, 34, 35, 36, 37, 38 39, 40, 41, etc.) la disparition plus ou moins rapide de ce symptôme de l'insuffisance tricuspide est remarquable sous l'influence du repos et de la digitale, précédée de la diminution simultanée du volume du cœur (obs. 24).

Paris. — Typ. A. Davy, 52, rue Madame. — *Téléphone.*

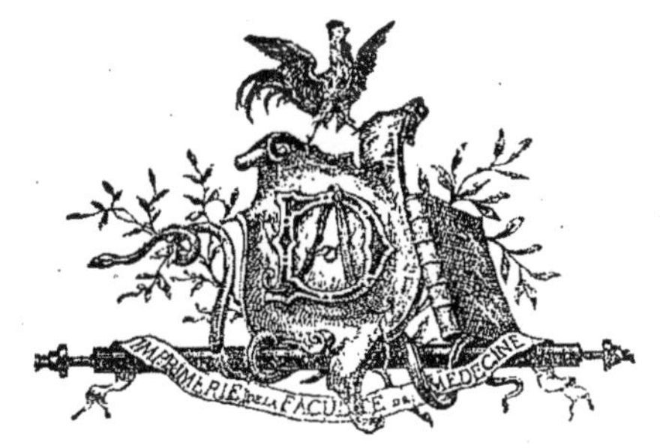
IMPRIMERIE DE LA FACULTÉ DE MÉDECINE

www.ingramcontent.com/pod-product-compliance
Ingram Content Group UK Ltd.
Pitfield, Milton Keynes, MK11 3LW, UK
UKHW021110260726
13994UKWH00002B/823